Te $\frac{39}{38}$

# DE L'EMPLOI

# DU CHLOROFORME

## ET DE

## SES DIFFÉRENTES APPLICATIONS.

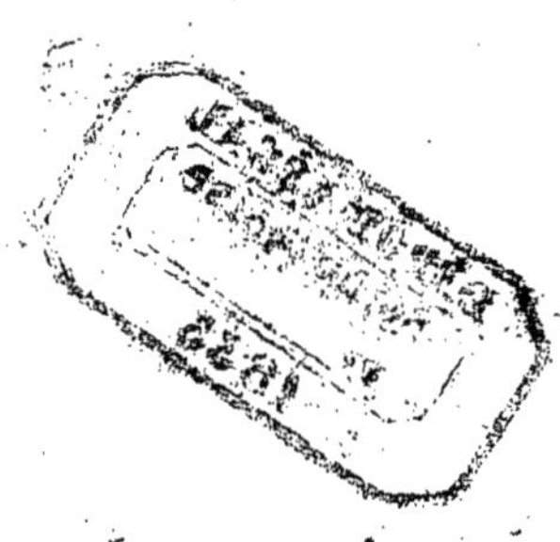

CORBEIL, typ. et stér. de CRÉTÉ.

# DE L'EMPLOI

## DU

# CHLOROFORME

### ET

## DE SES DIFFÉRENTES APPLICATIONS

PAR

## ALF. YVONNEAU

Docteur en médecine de la faculté de Paris;
Médecin des épidémies et membre du Conseil d'Hygiène publique de l'arrondissement
de Blois; Membre correspondant de la Société médicale d'émulation de Paris,
de la Société médicale d'Indre-et-Loire, etc., etc.

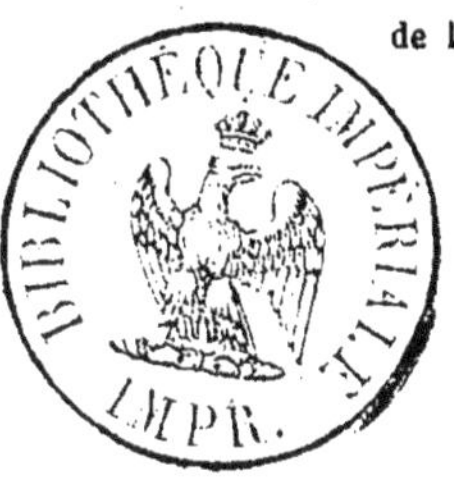

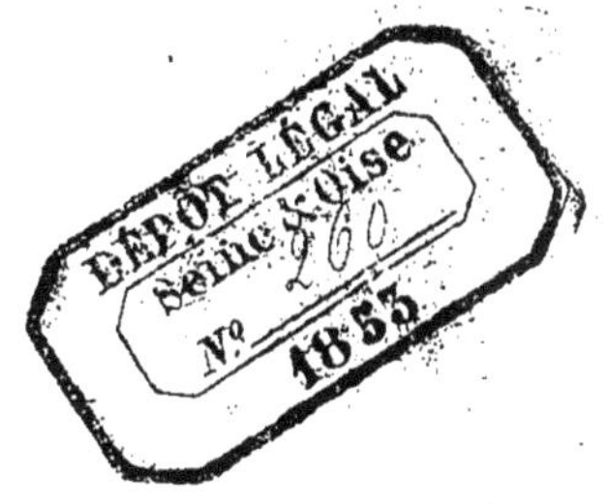

# INTRODUCTION.

Si la plupart des chirurgiens sont aujourd'hui d'accord pour reconnaître dans le chloroforme un puissant auxiliaire à la médecine opératoire, et une véritable conquête que leur a transmise la chimie moderne, nous croyons pouvoir ajouter ici que ce précieux produit n'a pas encore dit là son dernier mot, et qu'avec le temps la pathologie interne y saura aussi découvrir des ressources thérapeutiques jusqu'alors trop méconnues.

Chaque jour cet agent précieux apporte à la chirurgie ou à la médecine un nouveau moyen de rendre à l'humanité souffrante des services réels.

Sous ses inspirations sagement dirigées, le patient oublie son mal et sourit même parfois à la douleur.

Employé comme topique, c'est un anesthésique très-souvent efficace, un révulsif puissant.

Administré à l'intérieur à l'état liquide, il calme ou excite, suivant la dose.

Le but que je me propose en ce moment est de passer en revue les divers modes d'administration du chloroforme, et les différentes applications qui en ont déjà été faites à l'art de guérir.

Depuis près de six années que datent les premiers succès de la méthode anesthésique, on peut dès maintenant, je crois, affirmer qu'elle est, presque partout en France, admise comme le préliminaire obligé de toute opération grave. Quoi qu'il en soit, il existe encore des esprits systématiques, en très-petit nombre il est vrai, nous nous plaisons à le reconnaître, qui, étayant leurs convictions de quelques résultats funestes dus à des circonstances fortuites, affectent avec obstination de proscrire à jamais le chloroforme de leur pratique.

Et cependant, il n'est pas encore prouvé d'une manière irrécusable que c'est bien à la nature de l'agent inhalé, à sa composition intime, à ses effets immédiats sur la respiration et le centre circulatoire, que sont dus les cas de mort que nous avons eus à enregistrer jusqu'à ce jour.

Si l'on a avancé que l'action du chloroforme (qu'on doit d'ailleurs toujours surveiller et diriger avec attention, ralentir et même suspendre, lorsqu'il en est temps) peut se faire ressentir sur le système nerveux qui préside à la respiration, comme sur celui qui tient sous sa dépendance le centre circulatoire, au point d'anéantir complétement ces deux fonctions, sans l'une ou l'autre desquelles la vie ne saurait avoir lieu, est-il à dire pour cela qu'on doive le ranger sur la liste des agents toxiques?

S'il est incontestable qu'il y ait eu quelques martyrs de l'inhalation, on doit avouer aussi que la presse politique, avec son trop grand empressement à publier bien haut et bien loin le moindre soupçon d'accident, s'est plus d'une fois vu démentir. C'est à elle surtout que beaucoup d'esprits pusillanimes, soit médecins, soit malades, sont redevables de la terreur que leur inspirent encore les inhalations chloroformiques, et qui leur en fait repousser les bienfaits ou du moins ne les accepter qu'en tremblant.

Il n'existe certes aucun rapport entre l'effet que produit sur l'économie l'un quelconque de nos poisons végétaux employés chaque jour à doses pour ainsi dire homœopathiques, et l'action du chloroforme ingéré impunément dans l'estomac à la dose énorme de 128 grammes.

L'observation suivante que M. A. S. Taylor a lue en mars 1851 à la société médicale de Sheffield (Angleterre), bien qu'ayant rapport à une tentative d'empoisonnement volontaire, n'en présente pas moins un intérêt immense au point de vue pratique. « Un jeune homme de vingt-deux ans, qui paraissait ivre, entra dans la boutique d'un barbier, et, se couchant « sur un banc, parut s'endormir profondément. On n'y fit pas « d'abord attention ; mais, au bout de deux heures, le maître « de l'établissement s'inquiéta d'un sommeil aussi prolongé, « et envoya chercher un médecin, le docteur Gleadall, qui « constata un coma complet, les pupilles dilatées et insensi- « bles à la lumière, la respiration calme ; les colonnes d'air « rendues par la respiration exhalaient une forte odeur de « chloroforme. Le coma devint de plus en plus profond, et il « resta dans cet état près de dix heures, la peau froide, très- « pâle, la respiration stertoreuse ; le pouls à 50 à peine, très- « faible, dépressible. Le lendemain il ne conservait, de ces « graves accidents, que de vives douleurs de tête avec un « mouvement fébrile, et ces symptômes n'eurent pas de suite. « On apprit alors de lui qu'il avait acheté 4 onces (128 gram- « mes) de chloroforme, et les avait avalées d'un seul trait. »

Une observation qui a avec celle-ci une très-grande analogie, a été rapportée par M. le docteur Aran, à la société médicale des hôpitaux de Paris, dans la séance du 24 mars 1852.

Un malade, dans son service à l'hôpital de la Pitié, avala par mégarde de 30 à 40 grammes de chloroforme d'une seule gorgée, et n'eut pour tout accident qu'un sommeil profond de plusieurs heures.

Tout en faisant la part du mode d'action, à coup sûr un peu différent, du chloroforme à l'état *liquide* ou à l'état de *vapeur*, quoi qu'on puisse dire, l'esprit se refuse à voir dans cette substance un agent éminemment toxique. Ces deux observations mêmes sont, je pense, assez convaincantes pour rassurer le malade et le médecin, si timorés qu'ils soient.

Rien de parfaitement concluant n'existe pour moi dans toutes les expériences par lesquelles on a voulu expliquer l'action du chloroforme par son injection dans les veines et les artères. Quelle comparaison à établir, en effet, entre les inhalations d'un mélange d'air et de chloroforme, et l'injection d'un liquide irritant dans le système veineux, poussé dans la direction du cœur et du cerveau ?

Au demeurant, le chloroforme serait-il par sa nature capable, ingéré dans l'estomac à une très-forte dose, de désorganiser nos tissus, et de provoquer, administré par inhalation dans certaines idiosyncrasies tout exceptionnelles, une mort instantanée (ce dont, du reste, nous sommes à même chaque jour de l'entendre accuser), s'en suivrait-il encore que nous devrions le bannir complétement de notre pratique ? La matière médicale n'a-t-elle pas, d'ailleurs, renfermé de tout temps une foule de médicaments, et des plus précieux à la thérapeutique, qui, dans certaines proportions, constituent les poisons les plus redoutables. Les cas de mort qu'on lui a attribués jusqu'à ce jour, sont heureusement assez rares et comptés à intervalles assez éloignés pour qu'on en puisse vérifier le nombre exact ; or, ce nombre s'élève à peine à cent (1). Qu'on le mette maintenant en parallèle avec le chiffre incalculable d'opérations qui se sont pratiquées depuis plusieurs années dans tous les hôpitaux et la clientèle particulière, tant à Paris qu'ailleurs, et on finira par comprendre, j'en suis certain, qu'il y aurait exagération et puérilité à redouter, au point de la rejeter d'une manière absolue, l'immense ressource que nous offre le chloroforme.

Ne s'est-on pas souvent trop hâté d'attribuer à l'agent anesthésique la mort imprévue dont les sujets soumis à son influence ont été victimes? Tout le monde sait qu'avant la découverte des propriétés de l'éther et du chloroforme, on a eu à déplorer des morts foudroyantes et inexplicables, à part les cas où l'on avait pu attribuer la catastrophe à l'introduction de l'air dans les veines. L'attention de John Hunter s'était portée sur ce grave sujet, et il a cité des faits (t. I, p. 238 de ses œuvres, édition française) auxquels il serait facile d'en ajouter beaucoup d'autres. Nous le disons donc avec conviction, il serait très-fâcheux qu'on manquât de réserve dans l'appréciation des faits auxquels nous faisons allusion. En les présentant comme des cas de mort causés par l'éther et le chloroforme, on s'expose, par un jugement très-probablement inexact, à faire perdre à l'humanité une partie des bienfaits de la découverte moderne, soit parce qu'on effraye le public, qui refusera de se laisser anesthésier, soit parce qu'on ôtera toute confiance au chirurgien, qui craindra de compromettre sa réputation ou l'existence de son malade.

Malgré l'esprit d'analyse et de théorie qui a voulu tour à tour, à l'aide d'idées spéculatives, se rendre compte de la cause par

(1) Le journal *l'Union médicale* du 3 octobre 1850 en donne un résumé jusqu'à cette époque.

ses effets, et expliquer les suspensions sensoriales et vitales, soit par l'action du chloroforme sur la composition du sang artériel (1), soit sur le centre nerveux général ou les plexus

(1) M. Édouard Robin, dans une note adressée à l'Académie des sciences le 21 janvier 1850, communique ses recherches sur l'action physiologique de l'éther, du chloroforme et des agents anesthésiques analogues, desquelles il lui paraît résulter que ces agents exercent sur le sang une action puissante, de nature à produire tous les phénomènes de l'anesthésie.

Considérant que les produits qui préservent de la putréfaction les substances animales mortes, agissent en les mettant à l'abri de la combustion lente qui en serait opérée aux températures ordinaires par l'oxygène humide, il a pensé que, lorsque ces substances, antiputrides après la mort, pénétraient à dose suffisante dans la circulation pendant la vie, elles s'opposeraient aussi à la combustion lente des éléments pratiques du sang, et, par suite, causeraient la mort par asphyxie. Tel a été le point de départ de ses nouvelles recherches, qui l'ont conduit à trouver que non-seulement, comme on le savait, la combustion du sang est dans tous les animaux essentielle à l'activité de la vie, mais encore que dans tous la quantité de vie est en proportion de la quantité de combustion qui s'y opère : d'où il a conclu que si les agents, qui après la mort protégent les matières animales contre l'action de l'oxygène humide, exercent la même protection quand ils pénètrent à dose suffisante dans la circulation pendant la vie, ils diminueront la quantité de vie, c'est-à-dire la sensibilité et la contractilité, en même temps que la quantité de combustion; en sorte que, suivant la dose, ils seront sédatifs, hyposthénisants, anesthésiques et enfin capables de causer la mort par asphyxie.

Partant de la réciproque, M. Robin s'est cru fondé à penser que, pénétrant à doses suffisantes dans la circulation, l'éther sulfurique et le chloroforme devaient s'y opposer à la combustion du sang, à sa conversion complète en sang artériel, et que leurs effets anesthésiques provenaient, sinon en totalité, au moins en grande partie, de cette source. Les expériences auxquelles il s'est livré à cet égard, lui ont montré que telle est en effet l'action de cet agent sur les matières animales.

En résumé, M. Robin considère comme bien constaté par le résultat de ses recherches, que hors de toute influence nerveuse, et même à doses extrêmement faibles, l'éther sulfurique et le chloroforme paralysent l'action de l'oxygène humide sur le sang et en général sur les matières animales; que, pénétrant à dose suffisante dans la circulation pendant la vie, ils paralysent plus ou moins l'action de l'oxygène, et que c'est à cette diminution de l'oxygénation qu'il faut attribuer les phénomènes de l'anesthésie.

cardiaque et pulmonaire en particulier, on éprouve une véritable satisfaction à applaudir à la démonstration, aussi habile que vraie, du docteur Ricord.

Comme il nous l'a lui-même démontré, la mort survenant à la suite des inhalations de chloroforme doit être le plus souvent une mort par asphyxie ; car la cyanose de la face et des extrémités est caractéristique.

Il y a là véritablement asphyxie mécanique, et plusieurs fois il a été facile de rappeler la respiration et la vie, dès qu'on a senti le pouls faiblir au point même de s'arrêter complétement. On s'empresse d'entr'ouvrir alors les mâchoires et d'introduire le doigt indicateur jusqu'à l'épiglotte, qu'on peut sentir recouvrant l'orifice supérieur du larynx. Il s'agit donc de la soulever et de porter en même temps la base de la langue le plus possible en avant, ce qui s'opère généralement avec facilité. Après avoir opéré de cette manière, le chirurgien ferme d'une main les narines du malade, et procède à l'insufflation directe en plaçant sa bouche sur la sienne. Pendant cette manœuvre, un aide doit avec méthode presser alternativement les parois thoraciques, de manière à opérer le jeu du soufflet.

M. le docteur Coffin, dans sa lettre à l'honorable chirurgien de l'hôpital du Midi, insérée dans le journal *l'Union médicale* (n° du 4 décembre 1852), décrit parfaitement l'application qu'il a faite, dans un cas de cette nature, des préceptes du maître, et les observations de la personne chargée de surveiller le pouls. « Dès le début de l'opération, dit-il, le pouls avait » faibli, puis il s'était relevé et il s'était maintenu régulier, « jusqu'au moment où il avait cessé tout à coup, sans s'être « affaibli de nouveau et sans avoir varié un instant. La res- « piration était régulière ; seulement les sept ou huit dernières

« inspirations furent stertoreuses : il était évident qu'un ob-
« stacle gênait l'inspiration, bien que le chloroforme fût en-
« levé depuis plus d'une demi-minute. »

Il est douloureux de penser que, si dans les cas de mort
constatés à la suite d'inhalation de chloroforme il y a eu asphyxie par cause mécanique et non par intoxication, on eût
pu prévenir de telles catastrophes.

Les deux observations publiées par M. Ricord dans le *Bulletin de thérapeutique*, celle de M. Coffin dont je viens de citer
un passage, et une nouvelle enfin publiée par M. Charles Du-
four, interne à l'hôpital du Midi, dans le numéro du 22 mars
1853 de l'*Union médicale*, sont toutes rédigées dans ce sens.

Si j'ai cherché, autant qu'il m'a été possible au début de
mon travail, à combattre la crainte, à coup sûr bien exagérée,
qu'inspirent encore à certaines personnes les vapeurs du chloroforme, c'était pour en arriver plus tard à démontrer
tous les avantages de l'inhalation, et pour passer rapidement en revue les applications qu'en a faites jusqu'à ce jour
la pathologie.

# DE
# L'EMPLOI DU CHLOROFORME

ET DE

## SES DIFFÉRENTES APPLICATIONS.

---

## CHAPITRE I.

### DE L'ANESTHÉSIE.

Le chloroforme, employé comme anesthésique, comme stupéfiant du système nerveux cérébrospinal, est devenu à la fois la providence du malade et l'auxiliaire du chirurgien.

Que de tentatives incomplètes n'avait-on pas faites jusqu'alors pour soustraire l'homme aux angoisses de la douleur! On eut recours successivement à l'emploi des narcotiques, à la compression circulaire, à l'ivresse alcoolique, aux prétendues merveilles du magnétisme animal, et enfin aux inspirations gazeuses de différentes natures (1).

(1) Un nouveau moyen vient encore de s'ajouter aux précédents, c'est celui proposé, dans la séance du 28 décembre 1852, à l'Académie de médecine par M. le docteur Brulet, secrétaire de l'Académie des sciences, arts et belles-lettres de Dijon. Ce médecin prétend remplacer avantageusement les anesthésiques par l'emploi des irrigations d'eau froide dans le conduit auditif externe.

Plusieurs de ces moyens, outre qu'ils remplissaient incomplétement le but qu'on se proposait, pouvaient quelquefois n'être pas sans inconvénients graves pour la guérison.

Les recherches ont donc dû se poursuivre, et de nos jours le chloroforme a été proposé comme abolissant la sensibilité, par conséquent la douleur, et favorisant la réaction en préservant le système nerveux de toutes secousses.

A la vue des souffrances si aiguës et si vraies inhérentes à toute opération chirurgicale, en nous rappelant surtout que la douleur parvenue à son plus haut paroxysme a pu quelquefois causer la mort, on serait tenté de croire qu'il faut être soi-même dépourvu de toute sensibilité pour avoir le triste courage de condamner un procédé qui la suspend chez les opérés, et pour oser se poser ainsi ouvertement en partisan de la douleur.

L'anesthésie jouit d'un avantage moral inappréciable, en ce sens qu'elle contribue puissamment à atténuer, sinon à détruire complétement, dans l'esprit des malades qui vont être soumis aux opérations, ces appréhensions si fâcheuses et si terribles que fait naître en eux la crainte de la douleur. Et si l'on considère, d'un autre côté, les terribles secousses que déterminent dans l'organisation certaines opérations extrêmement douloureuses, qui, de l'avis des premiers chirurgiens, peuvent même aller jusqu'à faire mourir de douleur les malades, on comprendra combien dans ces circonstances le chloroforme devient, non pas seulement un moyen très-utile, mais encore un agent indispensable. Il est donc du devoir du chirurgien de le proposer à son malade dans tous les cas où il peut être appliqué.

Il n'est pas d'opérations sanglantes un peu graves qui ne puissent réclamer avec tous leurs avantages les bienfaits de l'inhalation. Il faut en excepter toutefois, mais non d'une manière absolue, celles qui ont rapport à la cavité buccale ou aux organes de la respiration.

Pendant la chloroformisation, en effet, lorsque la pensée et la volonté sommeillent, lorsque les malades n'exécutent plus que des mouvements désordonnés et pour ainsi dire automatiques, on a craint de voir le sang couler dans l'arrière-gorge, pénétrer dans le larynx et compléter l'asphyxie. Le malade, a-t-on dit, pouvant avoir besoin de rejeter le sang et tout ce qui peut s'engager dans l'œsophage et surtout dans le larynx, doit, par ce seul motif, conserver toute sa présence d'esprit. Toutefois cette crainte de voir les malades suffoqués par les caillots sanguins accumulés dans l'arrière-gorge a pu être souvent exagérée. Il peut suffire, dans bien des cas, d'exécuter en premier lieu tous les temps opératoires pendant lesquels le sang ne saurait pénétrer dans la cavité buccale, d'avoir ensuite la précaution d'incliner la tête en avant ou sur le côté, et d'écarter, s'il est nécessaire, les arcades dentaires, pour empêcher le sang de tomber dans les voies aériennes. M. Chassaignac pense qu'en prenant quelques précautions on peut, sans danger aucun, faire profiter des avantages du chloroforme quelques malades condamnés à subir des opérations dans l'arrière-gorge, lorsque surtout ces opérations sont de peu de durée. Considérant, en effet, qu'à la suite de la chloroformisation l'intelligence reparaît, lorsque la sensibilité est encore absente, il suffit, suivant lui, de saisir le moment du retour de la première de ces facultés pour faire agir le bistouri, parce qu'alors non-seulement le malade ne sent pas la douleur, mais, étant déjà maître de lui, il peut cracher le sang et partant éviter sa pénétration dans les voies aériennes. M. Chassaignac a déjà pratiqué plusieurs fois l'ablation des amygdales en procédant de la sorte, et chaque fois le succès a été complet. Il conseille du reste, par excès de précaution, et pour donner moins de chances à la syncope, ainsi qu'à la pénétration du sang dans les voies aériennes, de mettre le malade, aussitôt l'amputation faite, dans la position horizontale sur un des côtés, et la tête sur un plan inférieur à celui du corps.

Dans les débridements, les extirpations de tumeurs, les extractions de corps étrangers, l'autoplastie, les sections musculaires et tendineuses sous-cutanées, les ligatures de vaisseaux, les applications de trépan, les résections, les amputations, toutes opérations dans lesquelles le malade peut être maintenu dans la position horizontale, l'anesthésie offre tous ses avantages sans inconvénients réels. Mais il n'en pourra être de même, par ce seul motif, de toutes celles qui se pratiquent sur les yeux, sur le nez ou sur les fosses nasales, la position verticale de la partie supérieure du corps étant, là, le plus souvent nécessaire. D'ailleurs la plupart des opérations que comportent ces parties sont généralement peu douloureuses. Quant à celles qui s'exécutent sur l'organe de l'ouïe, l'inhalation peut nous être ici de quelques ressources, comme j'ai du reste pu l'apprécier par moi-même, il y a peu de temps, chez un enfant sur lequel j'avais à pratiquer l'extirpation d'un corps étranger introduit profondément dans l'oreille externe.

Dans les hernies, dans les maladies du rectum et de l'anus (1), dans celles des organes génito-urinaires chez les deux sexes, dans toutes celles qui ont rapport aux applications de caustiques, les inhalations sont parfaitement indiquées.

Quant à la réduction des luxations, elle y trouve partout et toujours, de même que celle des hernies, un auxiliaire puissant.

Dans ces cas, en effet, dès que le relâchement complet du système musculaire ne contre-balance plus en aucune manière la

---

(1) Je ne crois pas devoir passer ici sous silence une observation de réduction prompte et facile, à l'aide de l'inhalation, d'une chute de rectum chez un adulte : la tumeur du volume des deux poings, d'un rouge jaunâtre violacé, à surface plissée et recouverte d'un enduit visqueux, était constituée par le rectum retourné sur lui-même, serré et étranglé par les sphincters et faisant hernie depuis trente-six heures environ. On a donc par ce moyen préservé le malade du débridement musculaire, conseillé par plusieurs chirurgiens en pareil cas.

force d'extension, l'opérateur peut, sans grands efforts, rappeler les parties déplacées dans leur position respective et naturelle. Les observations jusqu'à ce jour en sont nombreuses. Il suffira, pour se convaincre de l'utilité de l'anesthésie dans ce cas, de se reporter aux difficultés nombreuses et quelquefois insurmontables, contre lesquelles avait à lutter le chirurgien, pour remédier à certains déplacements articulaires, et notamment à ceux que présente ordinairement la luxation coxo-fémorale. Ne sait-on pas ce qu'avait de pénible pour le patient la réduction d'une semblable luxation, et tout ce qu'il fallait d'efforts pour triompher de la puissance musculaire ? Aujourd'hui, grâce aux inhalations anesthésiques, la manœuvre chirurgicale s'est avantageusement simplifiée, les obstacles sont devenus légers, et l'opération y a gagné, non-seulement en promptitude, mais aussi en sécurité pour le blessé et pour le chirurgien. Autrefois, lorsque l'on avait affaire à un sujet vigoureux, on était souvent dans la nécessité de l'affaiblir par plusieurs saignées générales et des bains prolongés; puis on employait des forces souvent considérables en rapport avec le degré de réaction qu'il opposait. Or, on sait que, sous l'effort d'une pareille puissance, qu'il n'est pas toujours facile de diriger avec la mesure nécessaire, on a vu se produire de graves accidents, tels que fracture, déchirure des muscles, des vaisseaux et des nerfs. Avec le chloroforme, qui annihile l'influx nerveux et fait ainsi tomber l'éréthisme musculaire, on n'a rien de semblable à redouter, et la réduction est on ne peut plus facile. Une observation pleine d'intérêt, au point de vue pratique, c'est qu'après la réduction d'une luxation, surtout de celle qui affecte une grande articulation, le traitement, comme tout le monde sait, est loin d'être achevé. Elle demeure le siége d'un engorgement inflammatoire caractérisé par un gonflement et une douleur plus ou moins intense, nécessitant des soins appropriés. Grâce à l'action du chloroforme, les phénomènes morbides consécutifs sont moins prononcés et nécessitent par conséquent un traitement moins long et moins rigoureux. Quant à la raison de cette différence, on ne doit pas la chercher ailleurs que dans la nature des accidents consécutifs eux-mêmes, qui étant pour la plupart constitués par les déchirures soit des muscles soit des tissus fibreux qui entourent l'articulation, par des contusions et des épanchements de sang, reconnaissent pour causes les efforts de réduction, presque aussi souvent que les agents extérieurs qui ont produit la luxation.

Tout dernièrement, M. le professeur Nélaton, dans un cas douteux, voulant savoir s'il avait affaire à une entorse ou à une fracture de la malléole externe, plongea la malade dans le sommeil chloroformique. Aussitôt la résolution des muscles, ce chirurgien saisit de la main gauche la région sus-malléolaire, et embrassant le talon de la main droite, en portant les doigts le plus haut possible sur les côtés interne et externe du tarse, il chercha à faire ballotter le pied, suivant le mode de procéder qu'il enseigne pour le diagnostic. Ce fut en vain, l'astragale resta immobile. La déduction de ce résultat négatif fut que la mortaise était intacte, et qu'au lieu d'une fracture du péroné la malade n'avait qu'une entorse.

Le diagnostic des maladies simulées, comme sont souvent appelés à en rencontrer les chirurgiens militaires, a trouvé également dans le chloroforme un puissant moyen pour déjouer la ruse des récalcitrants ou rendre promptement justice à la validité des réclamations. Ainsi, par exemple, la *claudication simulée*, les *fausses rétractions musculaires persistantes*, les *prétendues ankyloses* ou *fausses ankyloses* peuvent être facilement reconnues et jugées sous l'influence de l'insensibilité, de l'anéantissement de la volonté, et du relâchement du système musculaire. Le *bégayement*, comme le fait remarquer

M. Bougarel fils, d'Évreux, peut être promptement déjoué par la nouvelle intensité qu'acquiert cette infirmité sous l'influence de l'ivresse chloroformique. M. le docteur Fix, aide-major au 34e, à l'appui de cette observation, en soumet une autre ayant rapport à la facilité avec laquelle on peut arriver à découvrir l'*épilepsie simulée*. Voici ses conclusions telles qu'il les a formulées :

1° Chez un véritable épileptique, on peut toujours à volonté produire un accès au moyen du chloroforme ;

2° Dans l'épilepsie simulée, ce même agent fait naître l'hyposthénisation, et rien autre chose ;

3° Les inhalations d'éther et de chloroforme administrées pendant l'accès en augmentent singulièrement la durée et l'intensité ;

4° Enfin l'application médico-légale de cet agent à l'épilepsie dans les conseils de révision est destinée à remplacer avantageusement les longs et dispendieux moyens usités actuellement.

L'*obstétrique* elle-même, cette branche si importante de la chirurgie, a cherché dans le chloroforme tout à la fois un soulagement profond pour la mère à des douleurs excessives et complétement perdues quant à la marche du travail, et aussi pour l'accoucheur une facilité bien plus grande, une précision et une rapidité incomparables dans les manœuvres que peuvent nécessiter certains accouchements laborieux. L'habitude, les préjugés et peut-être aussi l'idée de l'inévitable nécessité de la douleur font que les médecins, aussi bien que les malades, regardent généralement la somme et l'intensité des douleurs éprouvées durant le cours ordinaire d'un accouchement naturel, comme bien moins dignes d'être prises en considération qu'elles ne le sont en réalité. Et cependant la femme, comme on n'a pas été sans le reconnaître déjà, échappe ainsi, sous l'influence du sommeil provoqué, à maintes conséquences fâcheuses, qui trop souvent peut-être ne reconnaissent d'autre origine que la secousse nerveuse. En accordant que l'expérience puisse déjà prouver l'innocuité du chloroforme et son efficacité pour modifier et annuler la douleur de l'enfantement, on peut se demander si l'anesthésie deviendra jamais d'un usage général dans le simple but d'apaiser la douleur d'un travail naturel.

Deneux mentionne un fait, d'autant plus à propos de citer ici qu'il contient, eu égard à l'éthérisation, une analogie frappante et des conditions presque identiques. «Une femme, dit-« il, fut apportée à l'Hôtel-Dieu d'Amiens dans un état coma-« teux causé par l'abus des boissons alcooliques auquel elle « s'était livrée depuis le commencement du travail. Elle ac-« coucha naturellement pendant cet état d'ivresse, et le som-« meil de l'ébriété continua pendant quelque temps après la « délivrance. La femme en se réveillant fut fort étonnée de « voir son accouchement terminé, se félicita d'avoir trouvé un « moyen aussi heureux, et se promit bien de s'en servir à la « première occasion. »

Quelque objection qu'on puisse faire à la généralisation de l'emploi du chloroforme dans les accouchements, même très-naturels, on ne pourra s'empêcher de reconnaître la portée des conclusions émises par M. Paul Dubois devant l'Académie de médecine :

1° Le sommeil anesthésique empêche la douleur de se produire ;

2° Il ne nuit ni à la mère, ni à l'enfant ;

3° N'arrête point les contractions utérines et abdominales ;

4° Facilite l'accouchement, en diminuant par le relâchement les résistances naturelles qu'opposent les muscles du plancher périnéal.

Au sujet de cette dernière conclusion, je crois devoir

rapporter ici une observation bien faite pour la corroborer.

« Une femme de vingt-huit ans, fortement constituée, au bassin large et développé, était en travail de son premier enfant depuis sept heures du matin ; la tête se présentait, et les douleurs allaient graduellement en augmentant. A deux heures de l'après-midi, le col de l'utérus était dilaté en partie ; les membranes se rompirent, et deux ou trois douleurs portèrent la tête de l'enfant sur le périnée, lorsque les parties molles étaient loin d'être dilatées. Les douleurs étaient fréquentes et énergiques ; la malade poussait avec une extrême violence, et la tête pressait sur le périnée avec tant de force, qu'on s'attendait d'un instant à l'autre à le voir se rompre. Dans le but de modérer la violence des efforts expulsifs, on commença les inhalations du chloroforme. En quelques minutes la malade s'endormit, et le caractère du travail changea complétement. Les douleurs devinrent presque entièrement intérieures ; elles perdirent de leur fréquence et de leur intensité sans perdre de leur régularité ; la dilatation des parties molles marcha graduellement et naturellement, comme dans un accouchement ordinaire. Une heure après, elle accouchait d'un enfant vivant, sans s'en apercevoir. Elle n'avait pourtant perdu connaissance que quelque peu auparavant, plongée qu'elle était dans un état demi-comateux qui lui ôtait le sentiment de ses douleurs, sans lui ôter la conscience de son existence. Rétablissement rapide et complet. »

Le travail de l'utérus, comme on a été à même de le constater chez le plus grand nombre de femmes, s'est continué sans interruption dans les cas où l'influence psychique de la conscience, ainsi que celle des fonctions purement cérébrales, était suspendue, comme cela arrive dans l'anesthésie la plus complète. Si chez certains tempéraments, chez certaines constitutions, l'inhalation a pu, surtout dans les premiers temps du travail, déranger la contractilité utérine, ceci évidemment n'a tenu qu'à la crainte et à l'émotion; mais cet effet s'est dissipé bientôt.

Dans tous les cas, s'il nous est permis de juger, d'après les expériences analogues des physiologistes, sur les contractions simples et les actions reflexes rhythmiques du cœur, des intestins, etc., nous voyons que la puissance nerveuse motrice de l'utérus appartient aux systèmes ganglionnaire et spinal, et ne dépend pas nécessairement du cerveau et de la conscience. Bien plus, des cas de paraplégie complète ont été publiés, dans lesquels la parturition, chez la femme, s'opéra d'une manière régulière et même avec absence totale de douleur.

Il y a longtemps qu'en discutant ce sujet, Haller avait invoqué l'autorité de Harvey, de Smellie, de Lamotte, etc., pour prouver que les contractions utérines et le travail peuvent continuer chez une femme *Ignara, stupida et sopita, et immobilis, et apoplectica, et epileptica, et convulsionibus agitata, et ad sommum debilis.*

Le chloroforme ne paralyse donc pas les contractions de l'utérus. Si quelquefois, cependant, les douleurs se succèdent moins rapidement, elles rachètent en violence ce qu'elles perdent en fréquence; si même, comme la remarque en a été faite, l'administration de l'agent anesthésique a eu pour effet de faire cesser les contractions de la matrice, on observa qu'aussitôt qu'on eut cessé l'inhalation, ces contractions prirent une vigueur qu'elles n'avaient point auparavant. Il arrive cependant quelquefois, ce que nous voyons dans la pratique de la médecine opératoire, que le patient s'agite, crie, se révolte, sans en avoir conscience ni garder le souvenir, lorsque tout est terminé. Ainsi, chez quelques femmes, l'inhalation occasionne un état d'apathie et d'insensibilité complète; chez d'autres, il y a des mouvements, des plaintes plus ou moins articulées durant la contraction utérine, bien que ces femmes, revenues à leur état habituel, n'aient plus le moindre souvenir d'une douleur quelconque ni même de ce qui s'est passé. Il y en a d'autres qui demeurent dans la conscience parfaite de ce qui se passe autour d'elles, qui attendent le retour des contractions utérines, mais restent, quant à l'effet de ces contractions, dans une indifférence complète, et n'en sont nullement affectées. Chez d'autres enfin, la douleur qui accompagne les contractions n'est qu'émoussée et affaiblie, dans une mesure variable, sans être entièrement enlevée et annihilée.

Quoiqu'on ait observé dans quelques cas que cet agent ait ralenti le travail, qui, sans lui, se fût terminé dans un espace beaucoup plus court, il a pu au moins être utile chez des femmes nerveuses et irritables vers la seconde période du travail, et leur permettre la délivrance sans aucune espèce de douleur. Mais si le chloroforme peut être employé avec avantage dans ces cas de douleurs excessives, de surexcitation nerveuse, de rigidité des parties molles pendant l'accouchement naturel, c'est-à-dire là où il existe une proportion normale entre le volume du fœtus et les dimensions du canal qu'il a à parcourir, chez des femmes saines et bien portantes, de quel secours ne doit-il pas être dans l'accouchement contre nature, principalement dans les opérations que l'on pratique pendant le travail :

Dans la version, là où il est besoin que toute résistance cesse de la part de la femme, et que l'opération se termine avec promptitude;

Pour l'application du crochet, quoiqu'elle ne réclame peut-être pas avec autant d'urgence l'emploi du chloroforme que la version et l'application du forceps. Cette application, en effet, est assez généralement peu douloureuse, et dans des mains habiles elle est le plus souvent sans inconvénient. Cependant, quand on songe à l'influence morale exercée sur les malades par l'emploi d'un instrument quelconque, on comprend que le chloroforme peut encore être appelé ici à rendre de véritables services.

L'application du forceps, en même temps qu'elle se pratique habituellement lorsque le travail est complet et que par cela même les contractions et les efforts de la femme sont plutôt nuisibles qu'utiles à l'accoucheur, doit dans tous les cas possibles trouver dans l'inhalation un moyen précieux de rendre les manœuvres incomparablement plus faciles, et de préserver la femme de toutes les douleurs que peut susciter cette opération.

Quant à l'accusation qu'on a adressée au chloroforme de déterminer des convulsions, je trouve dans le mémoire du docteur Denham, publié dans le *Dublin Quarterly, journal of medecine* (août 1849), trois cas d'éclampsie puerpérale dans lesquels il a eu recours à l'inhalation, et jamais le chloroforme n'a augmenté le nombre des accès; jamais non plus il n'en augmenté l'intensité.

Mais tout en prenant en considération la position de la femme pendant l'accouchement, on ne doit pas non plus perdre de vue complétement la santé de l'enfant qui va naître. Pour répondre à la question de savoir si le chloroforme peut nuire au produit de la conception *in utero,* il ne s'agit que d'interroger tous les faits qui ont été publiés et dans lesquels on trouve que, sur cinq cent quarante cas d'accouchement avec l'emploi soit du chloroforme soit de l'éther, pas un seul enfant n'est mort; les tables de MM. Channing, Denham et autres sont là pour prouver le fait.

Enfin le chloroforme administré chez des femmes en mal d'enfant peut-il nuire ultérieurement à la santé de ces femmes? On n'a jamais observé un seul phénomène, capable d'altérer la santé soit de la mère soit de l'enfant, qui doive engager à proscrire le chloroforme toutes les fois que son emploi paraît désirable ou nécessaire. On n'a jamais vu ni convulsions ni paralysies partielles ni aucun autre accident digne d'être noté; mes recherches à ce sujet ne m'en ont pas fourni un seul exemple. En un mot, témoin des immenses bienfaits que le chloroforme répand sur l'humanité, je le considère, lorsqu'il est employé avec modération, comme l'agent le plus sûr et le plus puissant pour calmer l'organisme et régulariser la marche du travail; je n'hésiterai même jamais à y avoir recours dans l'accouchement naturel, toutes les fois que le travail se prolongera et que les douleurs seront très-vives. Car les douleurs excessives et prolongées constituent un véritable danger par elles-mêmes, et sont très-souvent la cause de beaucoup de troubles constitutionnels. Il a d'ailleurs été prouvé par les faits que la mortalité pour les accouchements augmente en raison directe de la durée du travail.

Comme je l'ai déjà dit plus haut, on a observé que le chloroforme administré pendant le travail de l'accouchement a pu, chez certaines femmes, suspendre un certain temps les contractions utérines, surtout si ces contractions étaient lentes et faibles. D'autre part, si le travail est près de sa fin, le chloroforme quelquefois n'a que peu ou point d'action sur les douleurs.

S'il a paru d'abord difficile d'en faire usage dans les accouchements laborieux, qui reconnaissent pour cause une inertie de l'utérus, c'est qu'on n'avait pas encore songé à faire précéder dans ce cas son administration de celle du seigle ergoté. Des faits nombreux sont venus depuis démontrer l'excellence de ce procédé. Ils ont prouvé la possibilité d'employer le chloroforme dans les cas où les contractions utérines sont lentes et faibles, et dans lesquels cependant les malades se plaignent de l'intensité et de la prolongation de leurs douleurs. Employé seul, le chloroforme prolongerait certainement beaucoup le travail et pourrait même avoir des conséquences très-fâcheuses ; mais administré avec le seigle ergoté il n'offre plus aucun inconvénient. Le travail au contraire marche vigoureusement, et la délivrance se termine avec la plus grande sûreté pour la mère et pour l'enfant (docteur Beatty, *Journal de médecine de Dublin*).

Quant à la manière de procéder pour l'inhalation, toutes les fois qu'on veut pratiquer une opération sur une femme en couches, il faut chercher à obtenir un état anesthésique aussi complet et aussi profond que pour les opérations chirurgicales en général. Mais s'il s'agit seulement de supprimer les douleurs de l'accouchement, on n'a pas besoin de donner le chloroforme à aussi haute dose et de le continuer aussi longtemps ; il suffit d'administrer quelques bouffées de vapeur au retour de chaque contraction utérine, et d'augmenter un peu la dose au moment du passage de la tête au périnée et à la vulve. En un mot, dans cette première période du travail, le chloroforme doit être donné à très-petites doses, de manière à affaiblir seulement la sensibilité, sans obtenir la perte de connaissance. Dans quelques circonstances ce mode de procéder a ses avantages ; mais il peut avoir aussi ses inconvénients, parce que, chez certaines femmes, les inhalations réfractées déterminent une vive excitation. Quelques malades se plaignent souvent de ce que chaque nouvelle bouffée de vapeurs ramène des tintements d'oreilles, des étincelles, en un mot tous les symptômes désagréables qu'occasionnent chez quelques personnes les premières inhalations. Un état anesthésique trop prononcé ne serait pas moins défavorable, parce qu'il pourrait réagir souvent sur la force et sur l'énergie des contractions utérines. Aussi doit-on conseiller de cesser les inhalations dès que les malades s'endorment, et de les leur rendre aussitôt que les mouvements automatiques et les contractions utérines annoncent la reprise des douleurs. En répétant ainsi alternativement les inhalations, on parvient à maintenir, sans aucun danger, les malades dans un état d'insensibilité pendant plusieurs heures. C'est seulement au moment où les contractions utérines acquièrent leur plus haut degré d'énergie, c'est-à-dire vers la fin du travail, que l'on peut soutenir les inhalations pendant un certain temps, parce qu'à cette époque les vapeurs anesthésiques n'ont presque aucune action sur les contractions utérines; tandis que dans les premières périodes du travail les inhalations peuvent souvent diminuer et ralentir les contractions.

Quelques chirurgiens se sont posé comme règle de n'avoir recours au chloroforme que lorsque la dilatation du col utérin est complète, vers la fin de la première période ou le commencement de la seconde. Mais lorsque les douleurs sont vives, on peut commencer un peu plus tôt; à proprement parler, il n'y a pas de période du travail où il soit contre-indiqué d'en faire usage.

Le degré ou l'intensité de l'anesthésie que l'on peut obtenir chez les diverses malades, sans affecter l'irritabilité utérine, varie dans de larges limites; chez quelques personnes, une anesthésie assez profonde laisse intactes les contractions utérines; chez d'autres, pour un état anesthésique bien moindre, les contractions utérines sont affectées.

C'est une des difficultés principales de l'inhalation pendant l'accouchement, que de savoir la proportionner au degré d'irritabilité de la fibre utérine. Il est très-probable que, chez un certain nombre de personnes, cette irritabilité est tellement faible qu'on ne saurait employer les anesthésiques, même à très-petite dose, sans l'affaiblir, peut-être même sans la suspendre; mais on n'en peut rien conclure contre l'emploi des anesthésiques, pas plus qu'on ne pourrait induire de l'agitation que les opiacés produisent chez certaines personnes, la proscription absolue des narcotiques.

Pendant l'état anesthésique, les femmes conservent ordinairement un calme parfait dans l'intervalle des contractions; elles s'agitent au contraire et se plaignent plus ou moins au retour de chaque contraction utérine. Dans les dernières périodes du travail, on en voit qui, à chaque nouvelle contraction, se livrent aux plus violents efforts musculaires, de telle manière que l'utérus et les muscles abdominaux conservent toute leur énergie d'action pendant la perte de connaissance. Il est une précaution, entre toutes, qu'on ne doit jamais négliger, c'est de faire régner autour des malades le plus grand repos et le plus grand silence; c'est le meilleur moyen de leur éviter cette excitation et cette agitation loquace que détermine quelquefois le chloroforme.

Le mode d'opérer qu'on emploie le plus souvent, et sans contredit le plus commode, est l'éponge ou le mouchoir sur lequel on verse quelques grammes de chloroforme. Quant à la quantité qu'on doit employer, elle varie, comme on le comprend facilement, suivant la période du travail à laquelle on commence à y avoir recours. Ordinairement, il suffit de 30 grammes par heure; mais il est des cas où l'on en a employé trois fois autant : car on ne doit jamais juger que par les effets, et non par la dose de la substance anesthésique. Les effets sont-ils insuffisants, on ajoute du chloroforme; sont-ils trop énergiques, on en suspend l'emploi. Jamais, non plus, on ne doit tenir l'éponge ou le mouchoir trop fortement rapproché de la bouche, de peur d'empêcher l'arrivée de l'air et son mélange aux vapeurs chloroformiques ; en commençant on doit même le tenir à une certaine distance des narines, afin de prévenir toute irritation des muqueuses nasale et bronchique. Administré avec toutes ces précautions, le chloroforme n'a jamais déterminé aucun accident, et l'on n'observe, même ainsi, que très-rarement des nausées et des vomissements provenant de son emploi.

L'inhalation du chloroforme est applicable non-seulement chez les adultes, mais encore chez les *enfants;* et M. Guersant n'hésite pas à se prononcer d'une manière formelle sur son utilité. « Si cet agent venait à être rejeté de la chirurgie des adultes, dit-il, il faudrait en conserver l'emploi pour la chirurgie de l'enfance. Une des nécessités de la chirurgie des enfants est d'agir promptement. Or agir vite, à moins d'une grande habitude, c'est s'exposer à mal faire. Les agents anesthésiques, en rendant les enfants immobiles et insensibles, les rangent dans la classe générale. »

Malgré la prédominance du système nerveux chez l'enfant et sa frêle organisation, on n'a jamais vu les inhalations du chloroforme, appliquées avec toute la prudence ordinaire, amener d'accidents fâcheux. Elles ont constamment réussi à produire l'anesthésie qu'on a eu en vue d'obtenir.

A ce propos, je pourrais rapporter l'observation d'une jeune enfant, de deux ans à peine, atteinte d'une ophthalmie scrofuleuse, chez laquelle une photophobie extrêmement intense ne me permettant pas de vaincre l'occlusion des paupières, je songeai à avoir recours à l'anesthésie. Quelques gouttes de chloroforme sur un mouchoir me suffirent, et l'enfant tomba bientôt dans un sommeil assez complet pour me permettre d'explorer les deux yeux et de porter le nitrate d'argent sur des ulcérations de la cornée.

L'anesthésie chez les enfants n'est par conséquent pas seulement un bienfait et un adjuvant précieux pour la médecine opératoire; c'est encore un moyen inappréciable pour l'établissement du diagnostic dans certains cas. L'exploration du globe oculaire, et par suite toutes les opérations qui se pratiquent sur cet organe la réclament de toute nécessité. A ce sujet, M. Chassaignac vient d'appeler l'attention sur des particularités assez remarquables. Il a constaté d'abord que, lorsque la résolution est complète, la pupille se dilate et reste dans cet état jusqu'au retour de la sensibilité. Il croit, en outre, avoir constaté le premier cet autre fait plus important encore qui consiste dans une immobilité absolue de l'œil, si bien que pour le diriger dans un sens on est obligé d'employer une sorte de violence, qui n'est nullement en rapport avec la résistance normale des muscles de l'organe en question. M. Chassaignac fait ensuite ressortir la différence, selon lui étrange, qui existe sous ce rapport entre ces muscles, qui sous l'influence du chloroforme sont dans un état de contraction tonique, et tous les autres muscles de l'économie qui pendant le même temps sont dans un état de résolution. Il conclut de cette action exceptionnelle et opposée qui produit d'un côté la dilatation de l'iris et de l'autre l'immobilité de l'œil, qu'on pourra utiliser l'emploi du chloroforme pour quelques opérations qu'on pratique sur cet organe, et particulièrement pour la cataracte.

Quant à cette influence toute contraire que le chloroforme exerce sur les muscles en général et sur ceux des yeux en particulier, puisqu'il paralyse les premiers et semble, d'un autre côté, exagérer la puissance contractile des derniers, cette sorte de contradiction est moins extraordinaire qu'elle ne le paraît au premier abord, et peut s'expliquer par des raisons purement anatomiques. Il est acquis, en effet, que le chloroforme porte d'abord son action sur les muscles de la vie de relation, et que ce n'est qu'en dernier lieu qu'il frappe à son tour l'appareil musculaire de la vie organique. Comme nous l'a démontré M. Paul Dubois dans l'accouchement, le chloroforme n'a aucune influence sur l'utérus ; car ses contractions continuent avec toute leur énergie pendant le travail, lors même que tous les muscles de la vie de relation sont sous l'influence de l'anesthésie chloroformique. On sait également que certains malades profondément chloroformisés ont vidé spontanément, comme dans les cas d'évanouissement, leur vessie et leur rectum, ce qui ne peut s'expliquer que par la persistance de l'influx nerveux du grand sympathique; d'où il faut conclure, une fois de plus, que les nerfs ganglionnaires résistent plus à l'action du chloroforme que ceux des grands centres nerveux. Or un grand rameau part de l'angle inférieur et postérieur du ganglion ophthalmique, s'unit au nerf moteur oculaire commun et va se distribuer avec lui dans les muscles de l'œil. Il est probable que c'est par cette émanation du grand sympathique que ces muscles conservent le privilége de rester contractés, lorsque tous les autres muscles de la vie de relation sont en pleine résolution sous l'influence du chloroforme.

Les enfants, étant en général effrayés par la présence seule du médecin, se débattent, jettent des cris à son approche et souvent présentent une résistance telle que plusieurs aides ont peine à les contenir. Mais si par les forces qu'on est à même de développer, on peut être en mesure de réprimer les mouvements et d'obtenir une immobilité nécessaire à la pratique d'une opération, à quel autre moyen comparable à l'anesthésie peut-on avoir recours, pour faire cesser les cris et les contractions des parois abdominales, essentiellement nuisibles à la réduction d'une hernie, par exemple?

Je citerai ici le cas d'un enfant qu'on m'apporta dans mon cabinet l'année dernière, avec tous les symptômes locaux et généraux de la hernie inguinale étranglée. L'examen de la tumeur me faisait sentir profondément un amas de petits corps durs et arrondis semblables à des noyaux de cerises. Nous étions, du reste, dans la saison de ces fruits, et j'acquis la certitude que l'enfant n'avait pas été sans y goûter. A part la résistance de l'anneau et le volume de la tumeur équivalent au moins à un gros œuf de pigeon, les efforts et les cris que l'enfant poussait à mon approche, suffisaient à eux seuls pour désespérer à jamais de toute réduction par le taxis. J'eus donc recours à l'anesthésie par le chloroforme, et bientôt l'enfant, sur les genoux de sa mère, tombait dans une résolution complète. Je fus alors assez heureux pour voir sous mes doigts la tumeur se réduire par degré et les petits corps durs disparaître les uns après les autres, comme on eût pu faire d'un chapelet. La réduction fut bientôt opérée. Je n'hésite donc pas à poser ici en principe et à reconnaître comme indispensable l'inhalation du chloroforme chez les enfants, dans tous les cas où leur résistance obstinée met le chirurgien dans l'impossibilité, non-seulement de poser son diagnostic, mais encore d'appliquer les ressources de l'art.

Pour l'extraction des corps étrangers introduits dans le nez et les oreilles, comme les exemples n'en sont malheureusement que trop fréquents chez les enfants, le chloroforme peut encore aplanir les difficultés de l'opération. Je fus, il y a peu de jours, à même d'en apprécier l'immense service chez un enfant de trois ans, dans l'oreille duquel un de ses camarades avait introduit avec force, et assez profondément pour que la vue ne pût l'atteindre, un caillou de la grosseur d'un petit pois rond. L'agitation, les cris, les mouvements de l'enfant ayant fait échouer plusieurs tentatives faites pour extraire le corps dur que je sentais à l'extrémité de ma pince, je me vis forcé d'avoir recours à l'inhalation. J'eus fort à m'en louer; car l'extraction fut assez longue et présenta des difficultés, par la raison que la petite pierre, existant depuis près de huit jours à l'extrémité du conduit auditif externe, était pour ainsi dire enchatonnée par les effets de l'inflammation; ce qui ne me permettait pas de la saisir facilement.

Dans l'opération de la taille, dans les fractures et luxations, dans les amputations, dans toutes les cautérisations, le chloroforme, sans être, comme dans les cas que nous venons de citer plus haut, d'une application indispensable, peut cependant être pour le chirurgien d'un précieux secours, lorsque surtout il n'a pas à sa disposition tous les aides dont il a besoin.

Si l'emploi du chloroforme a été proscrit pour les opérations, nous pouvons ajouter sanglantes, qui se pratiquent dans la cavité buccale, d'abord par la crainte de la suffocation que pourrait déterminer la chute du sang dans le larynx, puis par l'impossibilité où l'on se trouve souvent d'ouvrir la bouche chez les enfants chloroformés à cause de la contracture des mâchoires, nous pouvons cependant avoir besoin de l'appeler à notre aide dans les cas où le jeune malade se refuse à une cautérisation dans cette cavité. Pour prévenir cette résistance involontaire, on doit, avant que l'insensibilité soit complète, en pressant sur le menton, maintenir la bouche entr'ouverte, l'ouvrir même de plus en plus, autant qu'il est possible, et la maintenir dans cet état au moyen d'un corps étranger placé dans l'angle des deux mâchoires. Tel fut le moyen que je mis en pratique dans le cas rapporté par moi dans le journal *l'Union médicale* du 18 novembre 1848, et qui a trait à une opération de fistule salivaire.

En un mot, l'anesthésie pour la pratique de la chirurgie chez les enfants est non-seulement un bienfait, mais dans la plupart des cas doit être considérée comme un précepte, un devoir.

Quant aux *règles à suivre,* dans tous les cas, pour l'inhalation du chloroforme, nous ne pouvons nous empêcher de rappeler ici les aphorismes du professeur Sédillot.

« Chloroformer est un art qui exige une attention de tous « les moments et beaucoup d'habileté et d'expérience.

« Le chloroforme pur et bien employé ne tue jamais. »

Si j'ai déjà cherché à combattre l'idée d'un principe essentiellement toxique dans le chloroforme parfaitement pur, c'est que je considère cette opinion, malheureusement trop répandue aujourd'hui dans le monde, comme éminemment attentatoire à sa popularité et à sa bienfaisante propagation. Non que je veuille dire par là qu'il puisse être impunément laissé, en nature, à la disposition des malades ou de personnes étrangères à l'art; loin de moi une pareille idée : mais je soutiens qu'il est du devoir du chirurgien, dans toutes les circonstances, de préconiser ses effets, d'exalter ses résultats, de combattre les préventions.

De même qu'il y a des règles à suivre, des anomalies à prévoir et à éviter dans la pratique d'une opération chirurgicale, de même aussi, pour l'inhalation du chloroforme, il y a des préceptes à observer dans tous les cas, et des idiosyncrasies à entrevoir et à reconnaître chez les différents malades.

*Le degré de pureté* du chloroforme, d'abord, n'est pas chose indifférente ; car on ne saurait contester l'action dangereuse et délétère de ses altérations. M. Simpson fut le premier à étudier cette question et à en montrer la gravité. La présence de l'alcool est la principale raison de l'excitation présentée par les malades. Un pharmacien interne des hôpitaux de Paris (1) a démontré que le chloroforme, dont on faisait usage sous ses yeux, occasionnait par son contact des phlyctènes à la peau. Il est certain qu'une pareille substance introduite dans les bronches devait y être mal supportée.

Des huiles chlorées, encore peu connues, paraissent exercer une action toxique plus redoutable encore.

Le chloroforme longtemps conservé devient presque toujours acide, ce qui en démontre l'altération.

(1) M. A. Prévost, interne à Saint-Antoine (*Union médicale*, n° du 11 juillet 1850).

Il faut, en cas de doute, et en attendant des moyens d'analyse plus perfectionnés, ne faire usage que de chloroforme neutre, transparent dans l'eau, et incolore, malgré son mélange à une égale proportion d'acide sulfurique (Hepp, *Gazette médicale de Strasbourg*, septembre 1851). Sa pesanteur spécifique doit encore être telle, qu'il se précipite au fond de l'eau distillée, et y reste aggloméré malgré toute agitation, comme le ferait un globule de mercure.

Certain de la pureté de l'agent dont on doit faire usage, il y a maintenant à considérer l'influence des *idiosyncrasies*. L'esprit, d'abord, se refuse à admettre qu'il puisse se rencontrer certains états de l'organisme, que rien d'ailleurs ne pourrait faire prévoir ou distinguer, dans lesquels le chloroforme foudroie presque instantanément les malades. Les seules différences peuvent consister dans le plus ou moins d'irritabilité des muscles du larynx et du voile du palais, dans une disposition plus grande aux syncopes et aux congestions cérébrales. Cependant, dans ce dernier cas, une grande expérience peut engager les chirurgiens à continuer l'inhalation, malgré la turgescence de la face et la distension violente des veines jugulaires. M. Simpson en agit ainsi chez un malade atteint de plaie de tête et de luxation du bras : en peu de minutes, un ronflement sonore et la résolution musculaire apprirent que le moment de l'opération était arrivé, et le bras fut réduit avec une extrême facilité. Mais pour qui n'a pas une grande habitude du chloroforme, il serait plus prudent de pécher par timidité que par excès de hardiesse. Ce précepte peut aussi s'appliquer aux cas où l'excitation est excessive. Une particularité a été observée au sujet des individus vigoureux et habitués à l'usage des alcooliques; ils sont en général plus réfractaires, et exigent de plus grandes doses de l'agent anesthésique. En un mot, l'action du chloroforme est extrêmement variable : chez les uns, elle est pour ainsi dire instantanée;

chez les autres, au contraire, elle est lente, et nécessite des doses considérables. Il y aurait donc imprudence, au premier chef, à administrer dès le début le chloroforme à toutes doses, sous le prétexte qu'il n'y a de danger véritable qu'à la troisième période ; car cette période peut arriver très-rapidement. En effet, le trouble moral dans lequel se trouve le malade qui va subir une opération grave, apporte dans la question un élément particulier, insaisissable, comme le fluide nerveux dont il émane, et dont il est, par conséquent, impossible de calculer *à priori* la portée ; et l'action du chloroforme, en s'y ajoutant, peut amener subitement une syncope fatale. Ceci est si vrai, que c'est précisément au début de la chloroformisation qu'on a observé les cas de mort enregistrés par la science, et cela avant que l'anesthésie complète ait eu le temps de se produire. M. Demacquay, à propos des expériences qu'il a faites sur lui-même, s'exprime ainsi : « Si on respire du chloro-« forme en petite quantité, on éprouve dans les bronches une « sensation de chaleur qui n'a rien de désagréable ; mais si « on élève beaucoup la dose, la chaleur se transforme en cuis-« son mordicante, et le larynx devient le siége d'une con-« striction très-pénible. Alors aussi, la respiration devient « difficile, anxieuse, saccadée, bruyante : on ne respire pas, « on déglutit l'air ; et j'ai bien compris par mes angoisses la « possibilité de la mort par suffocation, lorsque l'on prolonge « les doses élevées. A doses, au contraire, petites et successi-« vement croissantes, on arrive sans danger au même résultat, « et l'on peut tirer bon parti du chloroforme même dans les « lésions chroniques du poumon, chez les asthmatiques, etc.» (*Compte rendu* de la société médicale du 2ᵉ arrondissement, 9 juillet 1852.)

Il est encore certaines affections concomitantes qui peuvent, sinon contre-indiquer l'emploi du chloroforme, du moins le faire appliquer avec prudence et ménagement. Tels sont des

accès fréquents d'hémoptysie, un anévrisme dont on aurait à
craindre la rupture, une attaque antérieure d'apoplexie, une
laryngite avec gêne respiratoire, un état de faiblesse générale
telle qu'on a pu l'observer chez quelques vieillards atteints
de hernie étranglée (1), l'hystérie (2) et les convulsions accom-
pagnées de symptômes graves.

Une observation pleine d'intérêt vient d'être faite au sujet
des inhalations de chloroforme tentées sur le champ de bataille.

On peut voir dans les feuilletons publiés sur la campagne
de Rome, par M. Jacquot, qu'après l'affaire meurtrière de la
villa Pamphili, deux chirurgiens français, MM. Pasquier et de
Santi, ont fait de vains efforts pour obtenir l'insensibilité avec
le chloroforme chez les sujets qu'ils voulaient opérer. Telle
était l'agitation nerveuse, que des aides nombreux suffisaient
à peine à contenir les malades : les chirurgiens furent obligés
d'y renoncer. Il est à craindre, comme on le voit, que l'emploi des anesthésiques soit inconciliable avec l'excitation qui
résulte de la présence sur le champ de bataille. Dans les opérations secondaires, le chloroforme a, par contre, complète-
ment réussi.

Quant à l'opportunité de l'anesthésie, dans les opérations
où le sang peut pénétrer dans la bouche, et, par suite, dans
les voies aériennes, les particularités de tel ou tel cas de chirurgie ne permettent pas d'être complétement exclusif. Je
rappellerai à ce sujet l'observation d'une opération pratiquée
et publiée par moi dans le numéro 136, du tome II, du journal *l'Union médicale.*

Pour ce qui a rapport à la dose, il n'est nullement indis-

—————————

(1) Voir l'observation de M. le docteur Debront d'Orléans (*Comptes rendus* de la société de chirurgie de Paris, séance du 13 août 1851).

(2) Bien que l'observation de M. Desterne (*Union médicale,* 28 septembre 1848) le présente comme un agent thérapeutique dans cette maladie

pensable d'y avoir égard ; car tous les cas de mort connus ont, sans exception aucune, comme je l'ai déjà dit, été occasionnés par de très-petites doses de l'agent anesthésique. Nous avons maintes fois nous-même prolongé des anesthésies pendant une heure et plus, employant 100, 150 et 200 grammes de chloroforme, sans jamais avoir eu d'accidents à déplorer.

Si MM. Roux et Piorry, en se fondant sur les observations nécroscopiques, ont admis l'introduction de l'air dans les veines, cet accident doit surtout avoir été causé par les violents efforts occasionnés par une exaltation trop vive ou une gêne respiratoire trop intense ; ce qu'on cherche à prévenir, en suspendant l'inhalation pendant quelques instants, et n'y revenant que progressivement, par intervalle, et concurremment avec des inspirations d'air atmosphérique. Plusieurs malades ont paru succomber à une syncope, et les dentistes ont surtout été malheureux sous ce rapport, ce qui nous semble tenir à l'usage qu'ils ont de chloroformer assis.

C'est une règle, aujourd'hui généralement adoptée, de placer les opérés dans une position horizontale, ou de les y ramener dès que la pâleur de la face et la petitesse du pouls indiquent une imminence syncopale.

Prévenus des dangers que nous pouvons avoir à redouter, il nous reste maintenant à étudier le mode suivant lequel nous devons procéder à la chloroformisation, ou, suivant l'expression de M. le professeur Jules Roux, à l'*éthérisme hypochloreux*.

Il est incontestable que la rapidité avec laquelle on produit l'anesthésie dépend souvent de la faible quantité d'air accordée aux malades. Si l'on verse le chloroforme sur une compresse épaisse, que l'on applique avec force sous le nez et sur la bouche, on prévient ou on fait disparaître ainsi assez rapidement la période d'excitation, et la perte de connaissance se produit. Or tels sont en partie les effets que détermine l'asphyxie. Ce mode de procéder doit donc être regardé comme très-périlleux. On ne saurait approuver non plus ceux qui domptent par la force la résistance de leur malade, et prolongent pendant ce temps les inhalations à doses plus élevées. On réussit sans aucun doute dans le plus grand nombre des cas, et la confiance s'en augmente ; mais on s'expose à un malheur que ne rachètent pas les regrets les plus cuisants (Sédillot).

Le procédé qui depuis l'abandon complet des appareils m'a réussi dans tous les cas, est le suivant : le malade est placé dans la position horizontale, la tête légèrement soulevée et le corps libre de tout vêtement susceptible de gêner le jeu de la respiration et d'empêcher de surveiller les mouvements de la poitrine. Je verse sur une petite éponge fine, enroulée dans un mouchoir, quelques grammes de chloroforme, et tout en démontrant au malade la manière de bien respirer, largement, sans trouble ni précipitation, j'approche insensiblement et par degrés l'éponge à une petite distance des voies respiratoires : on tente ainsi sa susceptibilité tout en l'habituant à l'odeur et à l'impression du chloroforme ; et je ne maintiens définitivement l'éponge près de la bouche que quand la respiration est régulièrement établie. Je me suis fait une règle de laisser l'air atmosphérique entrer librement par les fosses nasales, sinon complétement pur, au moins mêlé à une faible quantité de vapeur de chloroforme.

Il peut être nécessaire, dans certains cas, de verser sur l'éponge de nouvelles et plus grandes doses de chloroforme, ce que l'on peut faire sans danger quand on voit le malade respirer librement et avec régularité. Si, au contraire, une certaine gêne semblait exister dans la respiration, coïncidant avec une turgescence de la face, il serait prudent de suspendre jusqu'au moment où tout serait rentré dans l'ordre.

Sans se laisser effrayer par une excitation plus ou moins vive, par des mouvements brusques, si la respiration et la circulation ne semblent gênées en rien, on doit précipiter l'action du chloroforme en augmentant la dose. La voix alors ne tarde pas à perdre de sa sonorité, la résolution de tous les muscles du corps s'opère, et en un instant le sommeil anesthésique est complet.

La résolution musculaire étant obtenue, ce qu'il est facile de constater par la pesanteur avec laquelle retombent les membres lorsqu'on les soulève, on peut suspendre l'inhalation et commencer à opérer, libre encore de reprendre le chloroforme au moindre mouvement du malade, provoqué par le contact de l'instrument tranchant.

Il peut être souvent nécessaire d'entretenir, pendant un espace de temps plus ou moins long, le malade dans ce même état d'immobilité et d'insensibilité. On devra donc recommander à l'aide, chargé de surveiller les effets de l'inhalation, de rapprocher l'éponge de la bouche à la moindre contraction de la face, et d'écouter avec soin la respiration, afin de suspendre dès qu'elle faiblit, et de ne recommencer que lorsqu'elle est régulière. En procédant ainsi par inhalations successives, il m'est souvent arrivé de prolonger l'insensibilité des malades, non-seulement pendant tout le temps nécessaire à des opérations fort longues, mais encore au delà du pansement, à tel point que les malades replacés dans leur lit ne se doutaient pas même de ce qu'on venait de leur faire subir.

Le procédé d'inhalation poussé jusqu'à résolution complète du système musculaire a eu et a encore de nombreux contradicteurs, effrayés par l'idée que l'anesthésie ne reste pas constamment au degré où la laisse le chirurgien au moment où il fait abstraction du chloroforme. Il se peut faire, disent-ils, qu'elle s'accroisse et que ses effets puissent se prononcer avec plus d'intensité assez longtemps après que l'on a soustrait le patient à son atmosphère stupéfiante : d'où il résulterait que, lorsque les symptômes inquiétants se manifestent, on n'est jamais certain qu'ils ne prendront pas ultérieurement un caractère plus marqué de gravité. Cette assertion est toute hypothétique, et on est plutôt porté à penser que, dans les cas où les choses se sont comportées ainsi, on a méconnu les phénomènes de l'asphyxie par une oblitération du larynx consécutive à l'abaissement de l'épiglotte et à la rétraction de la langue, accidents qu'on eût été à même de prévenir et d'éviter avec les données que nous possédons aujourd'hui.

Bien qu'étant d'avis qu'en médecine opératoire la simplicité dans les appareils et dans le mode de procéder doit, la plupart du temps, être préférée aux complications plus ou moins ingénieuses que l'art a cherché à y introduire, je me plais à reconnaître, cependant, que parfois il est des ressources dont nous ne devons pas nous priver complétement. C'est ainsi que dans une circonstance imprévue je me suis vu forcé de modifier la simplicité du procédé ordinaire d'inhalation. Ayant à poser une ligature sur un polype du pharynx, l'indocilité du malade était telle, que, malgré l'application du speculum, je me vis forcé d'avoir recours à l'anesthésie. La rapidité avec laquelle j'obtins une résolution complète du système musculaire m'étonna tellement, que je pensai devoir l'attribuer à l'ampleur des inspirations et au plus grand volume de la colonne d'air chargée de vapeurs.

Depuis, il m'est arrivé souvent, et particulièrement chez les enfants indociles, d'avoir recours au *speculum oris* ou à un *coin* de bois placé dans l'angle des mâchoires, et ce moyen m'a toujours parfaitement réussi, à tel point qu'actuellement je considère ce petit appareil comme de première utilité. En effet, à part l'avantage qu'il présente pour l'inhalation, il offre celui d'empêcher le serrement des mâchoires et de mettre promptement le chirurgien à même de faire l'application, dans les cas d'asphyxie, du procédé si bien décrit par MM. Ricord, Coffin et Rigaud, de Strasbourg (voir p. 6 et 7).

En effet, si le temps et les expériences doivent prouver un jour que le chloroforme ne tue pas par lui-même, mais bien que l'asphyxie seule a, dans presque tous les cas, été la cause des accidents funestes qu'on a eus à déplorer jusqu'ici, nous avons actuellement entre les mains le moyen d'en prévenir de nouveaux.

De nombreux procédés ont été proposés pour combattre l'imminence des accidents attribués au chloroforme : un courant d'air pur ; des aspersions d'eau froide sur la face ; des frictions irritantes sur le front, les tempes, les apophyses mastoïdes; l'action des vapeurs ammoniacales; la titillation de la luette; l'insufflation d'air bouche à bouche ; l'écartement des mâchoires, la dépression de la langue pour dégager l'arrière-gorge, sa traction hors de la bouche; la respiration artificielle par des mouvements alternatifs de compression imprimés à la poitrine, aidés du décubitus horizontal. On pourrait y joindre encore la *faradisation*, localisée aux nerfs phréniques, suivant la méthode de M. le docteur Duchenne, de Boulogne. M. Nélaton, dans la pensée que la syncope peut souvent être une cause de mort chez les individus soumis à l'influence des vapeurs anesthésiques, lorsqu'on remarque une certaine pâleur de la face, conseille l'inversion rapide et complète du corps.

La saignée, comme auxiliaire, pourrait être essayée avec quelque avantage dans le cas où il existerait des symptômes d'asphyxie; mais il faut éviter de recourir à l'ingestion dans la bouche de substances liquides dont le contact et le passage dans les voies aériennes seraient susceptibles d'aggraver encore le danger.

Quant au degré auquel on doit pousser l'anesthésie pour la pratique d'une opération chirurgicale, de longues discussions se sont élevées à ce sujet au sein des académies et des sociétés de médecine et de chirurgie. Les uns soutiennent que l'anesthésie, ne dépassant pas la période d'excitation, peut laisser au malade la faculté de parler, de se mouvoir et même de conserver une certaine lucidité dans les idées, tout en émoussant assez sa sensibilité pour lui ôter tout souvenir de l'action des instruments, et pour remplir largement le but qu'on se propose, celui de le soustraire aux tortures d'une opération. Les autres conseillent au contraire de pousser l'anesthésie jusqu'à la résolution musculaire et au complet anéantissement de toute sensibilité.

Je crois en avoir dit assez, dans l'exposé que j'ai décrit plus haut, du mode de procéder en général, pour n'avoir pas besoin de me prononcer davantage sur laquelle des deux opinions je jette la préférence.

L'immobilité, pour la pratique d'une opération longue et délicate, est d'une importance assez capitale pour qu'on ne se prive pas volontairement d'une ressource précieuse, et qu'on ne préfère pas avoir devant soi des êtres privés seulement de leur raison et se débattant entre les mains du chirurgien et de ses aides.

Quoi qu'il en soit, nous devons le reconnaître et le considérer comme un précepte acquis à Paris, comme à Londres, comme à Berlin, etc., etc., la majorité des chirurgiens portent l'anesthésie jusqu'à la résolution musculaire, et jugeraient imprudent d'opérer un malade au milieu d'une agitation dangereuse, propre à diminuer, au lieu de l'accroître, la sûreté et la puissance de notre art.

Une conduite opposée ne pourrait être comprise que dans les cas où il ne doit s'agir que d'un coup de bistouri à donner. Ce ne devrait être alors qu'une simple concession à la volonté du malade, et le but est ainsi rempli, dès que le sentiment de la douleur échappe aux souvenirs.

# CHAPITRE II.

## DE L'INHALATION DU CHLOROFORME

### APPLIQUÉE A LA THÉRAPEUTIQUE.

Jusqu'ici je n'ai envisagé le chloroforme que comme moyen destiné à supprimer la douleur dans les opérations. Je me propose, dans ce chapitre, de passer en revue les immenses services que, comme agent thérapeutique, il a rendus et rend encore chaque jour dans le traitement de certains états pathologiques. J'entends par là les affections qui viennent frapper le système nerveux, soit dans son ensemble, soit dans une ou plusieurs de ses divisions infinies en rapport avec nos organes, et par suite troubler l'harmonie de nos différentes fonctions. En un mot, je veux parler ici de l'emploi des inhalations de chloroforme appliquées à la thérapeutique de certaines névralgies et névroses.

Quelle que soit la théorie que l'on admette, relativement à l'action physiologique des agents anesthésiques, introduits dans l'économie sans forme d'inhalation, il faut reconnaître que la première impression de ces médicaments s'exerce sur les appareils de la respiration et de la circulation. Dès lors, l'innervation des différents tissus qui constituent cette série d'organes doit, sous l'influence de cette action directe et immédiate, se trouver plus ou moins profondément modifiée. Il doit donc être rationnel de prévoir que les inhalations d'éther et de chloroforme peuvent être appliquées avec avantage au traitement de certaines lésions fonctionnelles des divers organes thoraciques.

Quoique je n'aie eu d'abord ici en vue que de parler des affections exclusivement sous la dépendance du système nerveux, dont j'ai été maintes fois à même de constater l'heureuse modification sous l'influence de l'anesthésie, je ne crois pas devoir taire tout à fait, avant d'entrer dans mon sujet, l'exposé des résultats obtenus par l'inhalation dans le traitement d'une maladie essentiellement inflammatoire.

Les journaux allemands ont publié, dans ces derniers temps, plus de deux cents observations de pneumonie traitée par les inhalations de chloroforme. Cet agent, loin d'être contre-indiqué, paraît, d'après ces faits, modifier avantageusement la marche de l'inflammation du poumon. Sur cent quatre-vingt-treize cas traités par les docteurs Wachern, Baumgarten, Helbing et Schmidt, il n'y a eu que neuf décès. De vingt-trois cas rapportés par le docteur Varrengtrappe, de Francfort, dix-neuf ont été traités exclusivement par le chloroforme, et un seul malade a succombé. Le *Heule's Zeit-Schrift für Rationnelle medicin* indique en ces termes le mode suivant lequel l'agent anesthésique a été administré : « Toutes les deux, trois ou « quatre heures, on faisait respirer au malade des vapeurs de « chloroforme pendant dix ou quinze minutes, mais sans aller « jusqu'à la perte de connaissance. Tous les malades étaient « adultes et en moyenne arrivés au cinquième jour de la pneu- « monie. Chez tous, on a remarqué que le chloroforme déter- « minait la transpiration, quelquefois après la première inhala- « tion, mais jamais plus tard que la troisième ou la quatrième. « Il diminuait graduellement la douleur de poitrine ou de côté. « Il soulageait la gêne thoracique, ramenait la respiration nor- « male, calmait la toux, dans tous les cas facilitait l'expecto- « ration en la modifiant et en la rendant moins abondante. En- « fin il faisait tomber rapidement la fièvre et amenait un som-

« meil rafraîchissant et réparateur du troisième au quatrième
« jour après le commencement des inhalations. » Aucune observation clinique n'ayant encore, que je sache, été recueil-
lie en France sur ce nouveau moyen thérapeutique, je crois
devoir ici, jusqu'à ce que nous ayons des faits à comparer ou
à opposer, m'abstenirde toutes réflexions.

Ainsi, en parlant plus haut de l'influence de l'inhalation dans
quelques lésions fonctionnelles des poumons et du cœur, je n'ai
véritablement entendu parler que de celles à forme nerveuse.

M. le docteur Carrière, agrégé à la faculté de Strasbourg,
dans un article inséré dans le *Bulletin général de thérapeutique*, cite le fait d'une demoiselle de dix-neuf ans, blonde, lym-
phatique et nerveuse, non réglée depuis quelques mois, chez
laquelle il survint une toux entrecoupée d'inspirations sifflan-
tes, assez analogues à celle de la toux de coqueluche, et revenant comme celle-ci par accès. Peu à peu la toux s'aggrava,
les quintes devinrent plus longues et plus fréquentes. Dans ce
cas, signes négatifs à l'auscultation et à la percussion, ce qui fit
considérer cette affection à M. Carrière comme une toux nerveuse et lui fit employer successivement une série de moyens,
dont les uns produisirent un amendement de peu de durée, et
dont les autres furent complétement inefficaces. Songeant alors
aux agents anesthésiques, il proposa d'en faire usage, dans un
moment où les accès se succédaient rapidement et la fatiguaient
beaucoup. Après cinq ou six inspirations, les inhalations furent suspendues pour être reprises quelques instants plus tard.
M. Carrière y revint ainsi à trois reprises, afin de ne pas provoquer l'anesthésie. Pendant la soirée, un peu de céphalalgie
et quelques vertiges, mais pas de toux. Le lendemain, quelques
accès de toux dans la matinée ; le soir l'opération de la veille
fut renouvelée, cette fois sans aucune espèce d'accident ; il n'y
eut point d'accès de toux, et ils ne se sont pas reproduits depuis. Ainsi deux séances, de moins de deux minutes chacune,

ont suffi pour faire disparaître une affection qui résistait depuis plus de quinze jours à une thérapeutique active et variée.

L'exposition du fait seul me paraît assez probante pour me dispenser de tout commentaire. Un autre cas, qu'il serait infiniment trop long de rapporter ici dans tous ses détails et que je ne ferai qu'indiquer en passant, a trait à une guérison, des plus heureusement obtenues, à l'aide des inhalations de chloroforme, chez un malade atteint d'asthme essentiel, par M. le docteur Laloy, de Belleville, qui en a publié l'observation dans le numéro du 24 avril 1849 du journal *l'Union médicale*.

M. Leriche, de Lyon, donna également la même année à *l'Union médicale* l'observation d'un jeune prêtre affecté d'asthme, chez lequel l'inhalation de vingt gouttes de chloroforme pratiquée trois ou quatre fois par jour fit rapidement justice des accidents spasmodiques.

Les journaux anglais eux-mêmes nous fournissent des relations tout aussi concluantes : nous en trouvons une du docteur Greenhalgh, dans les *Comptes rendus de la société médicale de Westminster* (27 novembre 1847); une autre de M. Chandler dans le *Medical gazette* (1847, page 1106).

Enfin M. Brown dit avoir employé les inhalations de chloroforme chez une dame qui, à la suite d'une bronchite aiguë, avait conservé un peu de toux, de l'agitation et de l'insomnie. Les inhalations furent suivies d'un sommeil réparateur de deux heures. L'agitation reparut encore au réveil, mais moins prononcée, et la malade ne tarda pas à être complétement débarrassée (*The Lancet*, décembre 1847).

Dans le courant de l'année dernière, je fus mis à même de juger de l'efficacité de ce moyen dans un cas d'asthme compliqué d'emphysème du poumon. Après avoir employé avec un plein succès pendant quelque temps les inhalations d'oxygène pur, toutes les fois que se faisaient sentir les accès de suffocation, je vis à la fin cet agent me devenir infidèle. Pensant

alors que cela pouvait tenir à une trop grande irritabilité des
dernières ramifications bronchiques, sous l'influence de
l'oxygène en nature, après lui avoir fait subir une évacuation sanguine, je soumis mon malade à de courtes inhalations de chloroforme, répétées deux ou trois fois le
jour. Je vis de nouveau, avec satisfaction, les accès disparaître, et cela pendant une assez longue période de temps.
Depuis, j'ai encore pu plusieurs fois, chez la même personne,
avoir recours aux inhalations d'oxygène et de chloroforme,
et toujours avec le même avantage.

Il est encore une affection d'un des agents de la respiration
(ainsi que viennent de le faire voir les belles recherches de M. le
docteur Duchenne, de Boulogne), je veux parler du diaphragme,
qui, sous la dépendance immédiate d'un état spasmodique, constitue ce qu'on appelle le *hoquet*, que nous avons vu disparaître, comme par enchantement, sous l'effet des vapeurs respirées de chloroforme.

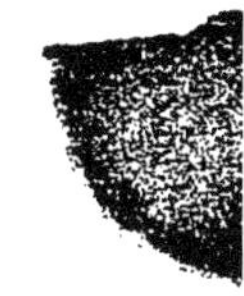

M. Amédée Latour en rapporte une observation des plus intéressantes dans le numéro du 30 décembre 1847 de *l'Union
médicale.*

Je ne crois pas devoir oublier de citer ici une guérison
presque instantanée que j'ai obtenue, il y a peu de temps, à
l'aide d'inspirations de vapeurs d'éther dans un cas d'aphonie
nerveuse survenue subitement au sortir d'un bal chez une
jeune demoiselle de seize à dix-sept ans.

Enfin, dans une maladie infiniment plus grave, contre laquelle viennent échouer presque constamment les médications
les plus énergiques, *l'angine de poitrine*, M. Carrière, agrégé
de la faculté de Strasbourg, après avoir sans succès épuisé
chez son malade les moyens les plus variés, songea aux inhalations anesthésiques. A peine quelques inspirations avaient-elles
été faites, que la douleur s'affaiblit et s'éteignit presque aussitôt; la crise dura moins de cinq minutes, se termina sans an-

goisses, sans sueurs froides, et ne fut pas suivie d'engourdissement : à partir de ce moment, les accès ou les menaces d'accès devinrent de plus en plus rares et disparurent bientôt complétement.

En résumé, l'action des inhalations anesthésiques sur les
paroxysmes de l'angine de poitrine a été des plus évidentes,
puisque, avec leur secours, on a réussi à faire avorter tous
les accès.

Dans une série de névroses, caractérisées primitivement par
un spasme général, telles que le tétanos spontané, l'éclampsie,
l'hystérie, la chorée, le *delirium tremens*, l'agitation des aliénés, etc., le chloroforme a souvent encore procuré de remarquables succès ; bien plus, dans ces différents cas on a pu
l'administrer pendant un temps fort long et à doses très-
considérables. Ainsi :

*Tétanos spontané* (observation de M. Cary, de Londres, *Union
médicale*, 7 mars 1848). Après avoir employé en vain les purgatifs, l'opium, l'éther à l'intérieur, comme la déglutition s'em-
barrassait et que le diaphragme semblait soumis à des contractions très-pénibles, on essaya de l'effet du chloroforme. Le
matin du sixième jour, inhalation durant deux minutes ; nar-
cotisme complet durant dix-sept minutes. Dans l'après-midi
on se servit de la même quantité de chloroforme, et on pro-
longea l'inhalation pendant une demi-heure, en s'abstenant par
intervalle. Ce mode de procéder procura un sommeil de deux
heures et la guérison.

Le docteur Gorré, chirurgien en chef de l'hôpital de Boulo-
gne-sur-Mer, rapporte, dans le *Bulletin de thérapeutique*, l'observation d'un cas de tétanos spontané, qui, après avoir résisté
à toutes les médications les plus diverses, céda promptement
aux inhalations de chloroforme. Il continua néanmoins chaque
jour l'usage de ce moyen pendant près de trois semaines.

L'*American journal of medical sciences* en publie encore un autre des plus intéressants, emprunté aù docteur Russell, de Pattersonville (États-Unis), en mai 1851 (voir le *Journal de médecine et de chirurgie pratique*, tome XXIV, page 151).

*Éclampsie.* Dans une lettre de M. Barrier, de Lyon, à l'*Union médicale* (19 décembre 1848), on trouve la phrase suivante, relative à une maláde de M. Colrat : « Une jeune femme « de vingt-quatre ans, atteinte vers le terme de sa grossesse « d'accès éclamptiques violents et presque continuels, subit « l'inhalation à plusieurs reprises dans une soirée, de façon « qu'elle resta pendant six heures de suite sous l'influence du « chloroforme, qui amenda subitement l'intensité et la fré- « quence dés accès. »

Nous trouvons encore, dans le numéro du 15 janvier 1849 du *Bulletin général de thérapeutique*, un cas de guérison d'é-clampsie par les inhalations de chloroforme, rapporté par M. le docteur Gros (de Sainte-Marie-aux-Mines).

Ce n'est pas que je prétende ériger ici en méthode générale le traitement de l'éclampsie puerpérale par les inhalations du chloroforme, attendu la trop fréquente prédominance des phénomènes de congestion du côté du cerveau. Je crois, au contraire, que dans la majorité des cas on fera bien de commencer par les émissions sanguines, ou tout au moins par une saignée générale, avant d'avoir recours aux anesthésiques.

*Catalepsie.* M. Bainbridge a employé le chloroforme chez une femme cataleptique, dans le but de produire le relâchement du système musculaire. La malade ne tarda pas à retomber dans le même état ; mais on put au moins profiter de la cessation momentanée des symptômes pour administrer à l'intérieur des médicaments dont l'ingestion eût été impossible à cause de la présence du trismus (*Provinciàl med. and surg. Journal*, avril 1848).

*Hystérie.* Outre l'observation du docteur Desterne (*Union médicale,* 28 septembre 1848), à laquelle nous avons renvoyé précédemment, je donnerai encore l'opinion de M. Devergie, relativement au traitement de cette affection par l'emploi du chloroforme. Il cite, dans le *Bulletin de thérapeutique,* le fait d'une demoiselle de dix-neuf ans atteinte d'accès hystériques qui se produisaient trois, quatre ou cinq fois par mois, et chez laquelle les accès n'ont pas reparu depuis un an qu'on a employé les inhalations de chloroforme.

*Chorée.* M. Emmett rapporte, dans la *Lancette anglaise* (mars 1848), l'observation d'une chorée qu'il a traitée par le chloroforme, et dans laquelle il a vu les mouvements musculaires se suspendre d'une manière presque immédiate, mais sans résultat définitif.

Il n'en est pas de même de M. Harris (*The Lancet,* 1848), qui, chez un garçon de dix-sept ans, traité sans succès par les toniques et les purgatifs, a fini par faire disparaître la chorée en employant les inhalations tous les jours, d'abord pendant une demi-heure, puis une heure ou une heure et demie, et cela pendant quinze jours.

Ces deux observations contradictoires n'ont évidemment rien qui doive surprendre; car il en est ici comme dans toutes les maladies. En faisant choix de ce mode de traitement, on ne doit jamais manquer d'avoir égard et à la période dans laquelle on se trouve et à la forme que revêtent les attaques, soit générales, soit partielles, et à la cause elle-même qui a produit le mal. Tantôt c'est un rhumatisme articulaire coïncidant avec une maladie de cœur, tantôt c'est un état chlorotique, tantôt des vers intestinaux, tantôt enfin une cause essentiellement nerveuse, comme une vive frayeur, etc... En un mot, et j'en veux arriver à cette conclusion, le mode de traitement sur lequel j'appelle ici l'attention ne peut être applicable et véritablement efficace, que lorsque l'état nerveux aura résisté à un traitement général préalablement appliqué.

*Convulsions chez les enfants.* Dans le cas de convulsions
chez les enfants, en particulier lorsqu'elles se présentent sous
la forme sympathique, réflexe ou excentrique, après qu'on a
fait disparaître les sources de l'irritation que l'on a pu saisir,
et qu'on a diminué l'excès d'action vasculaire dans les
centres nerveux, les inhalations de chloroforme ont présenté,
dans plusieurs cas déjà, des résultats avantageux. Ainsi M. le
professeur Simpson, d'Edimbourg, en rapporte un cas extrêmement curieux, reproduit dans le numéro du 27 mai 1852
de l'*Union médicale.*

M. Sabine publie, dans le *Boston med. and surg. Journ.,*
l'observation d'un enfant de cinq mois, atteint de convulsions
presque continuelles, chez lequel les inhalations amenèrent le
relâchement des muscles, le ralentissement de la respiration,
et tout cela sans effet fâcheux pour la santé de l'enfant.

On a vu aussi, dans quelques circonstances, les inhalations
arrêter le *spasme glottique*.

Mais il est une maladie très-commune et trop souvent funeste à l'enfance, que les inhalations anesthésiques réussissent
à arrêter ou à soulager, et dans laquelle on pourrait peut-être
espérer des résultats encore plus utiles, si leur emploi était
plus étendu et plus généralisé ; je veux parler de la *coqueluche.*

*Delirium tremens.* C'est une des maladies dans lesquelles
le chloroforme compte peut-être le plus de succès. L'on
s'en rend facilement compte en réfléchissant que le chloroforme n'agit pas alors autrement que l'opium, qui compte
tant de terminaisons avantageuses. Ainsi on trouve un

premier cas de guérison dans la *Lancette anglaise*, janvier 1848, rapporté par le docteur J. B. Warwick, chez une femme de quarante-cinq ans, dont le délire durait depuis vingt-quatre heures, sans qu'on ait pu rien obtenir de l'ammoniaque, du camphre, etc. Les inhalations de chloroforme produisirent un sommeil de dix minutes. On y revint chaque quart d'heure, deux heures durant. Le pouls tomba de 100 à 80. On finit le traitement en donnant cent gouttes de laudanum. La malade s'endormit pendant trois heures et se rétablit parfaitement. Des cas analogues ont été rapportés par MM. Hooper (*Lancet*, avril 1848), Gill (*Lancet*, juin 1848), et Bocamy, médecin de l'hôpital civil de Toulon (*Gaz. méd.*, mars 1849).

Dans le *choléra morbus*, M. le docteur Clutterburcq en préconise l'usage. Suivant lui, le chloroforme calmerait les symptômes les plus inquiétants de cette maladie et ferait justice en particulier des crampes.

M. le docteur Moffat a présenté depuis, sur cette application des inhalations du chloroforme, quelques conclusions dont les thérapeutistes pourront faire leur profit. Suivant lui : 1° les inhalations du chloroforme doivent être employées le plus près possible du début; car si l'on en fait usage lorsque les forces sont épuisées par les vomissements et par la diarrhée, elles ne peuvent plus rendre aucun service, et l'anesthésie retarde seulement la terminaison funeste. Cet état anesthésique doit être entretenu pendant un temps assez long, dont la durée est au surplus déterminée par les circonstances. Si les accidents reparaissent lorsque le malade sort de l'état d'insensibilité, il faut revenir immédiatement au chloroforme, et même après la guérison il faut encore surveiller attentivement le malade; car le choléra se reproduit quelquefois de la manière la plus insidieuse; 2° pendant l'état d'anesthésie, le malade ne peut être

abandonné à lui-même, et les symptômes les plus urgents
doivent être combattus au fur et à mesure qu'ils se présentent...

Dans une maison de santé pour les aliénés, située près de
Londres, le chloroforme, à la date du 25 octobre 1848, avait
été employé par MM. les docteurs Hill et Fergusson sur dix malades, dont six étaient rétablis et quatre convalescents. Les
malades étaient maintenus pendant l'intervalle d'une demi-heure à deux heures sous l'influence de l'agent *sopo-et
sudorifique* (*Times*, 30 octobre).

Regarder les inhalations chloroformiques comme moyen
spécifique contre le choléra serait, ce me semble, en exagérer
les bienfaits; mais à ne les considérer que comme une nouvelle arme pour combattre un fléau si difficile à maîtriser, elles
méritent certainement qu'on en multiplie les essais dans des
circonstances semblables.

La *dysménorrhée* à forme nerveuse compliquée de douleurs utérines a, par les mains de M. le docteur H. Bennet, de
Londres, rencontré dans les inhalations de chloroforme un
soulagement notable; et une amélioration relative a également
été observée dans la dysménorrhée compliquée d'accidents inflammatoires (*Union médicale*, mars 1850, et *London Journal
of medecine*, mars 1850).

*Dans les contractions spasmodiques volontaires ou involontaires de la vessie ou du rectum*, l'anesthésie peut être encore d'une
précieuse ressource thérapeutique. Nous renverrons ici à la
curieuse observation que le docteur Guilard, alors représentant du peuple, adresse à l'*Union médicale* le 15 juillet 1851.
Je puis avouer que la première impression que je ressentis
à la lecture de ce fait fut le désir de pouvoir être bientôt à
même d'appliquer les anesthésiques pour combattre les dou-

leurs souvent intolérables occasionnées par les *fissures à l'anus*. Des faits à l'appui manquent encore aujourd'hui.

*Fièvres intermittentes*. M. le docteur Bonnafont, chirurgien principal à l'hôpital militaire du Gros-Caillou, entretient la société médico-chirurgicale de Paris, dans une des séances du deuxième trimestre 1852, de l'emploi qu'il fit des anesthésiques à l'hôpital d'Arras, pendant l'été et l'automne 1849, sur quinze malades affectés de fièvres intermittentes, dont dix avec le type tierce et cinq avec le type quotidien. Les sujets étaient âgés de vingt-deux à vingt-six ans; l'un d'eux avait trente-quatre ans. Huit avaient pour la première fois une fièvre d'accès, deux pour la seconde fois, et trois en étaient à leur troisième récidive. La durée moyenne du séjour à l'hôpital a été de vingt-quatre jours.

« Chez les deux premiers malades, ajoute M. Bonnafont, nous
« avons employé le chloroforme, qui réussit complétement ;
« mais ensuite, soit par crainte de cet agent, soit à cause de
« la difficulté que les malades éprouvaient à se soumettre à son
« action, nous l'avons remplacé par l'éther, qui ayant eu le
« même succès mérite notre préférence. Les hommes, d'ail-
« leurs, se faisaient presque un plaisir de respirer ses émana-
« tions; ils le préféraient à l'usage du sulfate de quinine. Les heu-
« res auxquelles il convient d'éthériser les malades ne sont peut-
« être pas encore déterminées d'une manière rigoureusement
« précise. Toutefois, ayant eu occasion de la pratiquer deux,
« trois, quatre, cinq, six, sept et dix heures avant l'accès,
« nous avons observé que six heures avant était le moment le
« plus convenable. Administré plus tôt, l'accès avance d'une
« ou deux heures sans perdre beaucoup de son intensité; plus
« tard, l'accès est diminué et non arrêté.
« L'action anesthésique sur l'économie ne laisse aucune
« trace, et une heure après la séance, sauf une légère pesan-

« teur de tête, les malades sont aussi bien qu'auparavant. Les
« dixième, treizième et quatorzième malades qui ont été éthé-
« risés six jours de suite, ne se sont pas trouvés plus dérangés
« après la sixième séance qu'après la première. Une circon-
« stance digne de remarque, c'est que, l'accès complétement
« arrêté, il n'est plus nécessaire de soumettre le malade à de
« nouvelles éthérisations. On sait, au contraire, qu'il faut in-
« sister pendant quelque temps sur l'usage des autres fébri-
« fuges pour éviter le retour des accès. Dès que ce résultat a
« été obtenu, pas un malade n'a éprouvé de nouveaux accès,
« même depuis sa sortie de l'hôpital ; nous n'avons pas encore
« eu un seul cas de récidive. »

Ces résultats ont quelque importance, non-seulement au
point de vue thérapeutique, mais encore à celui de la nature
de la maladie, surtout si l'on veut se rappeler qu'il existe en
médecine une théorie qui regarde la fièvre intermittente comme
liée spécialement à un état pathologique du système nerveux.

Les journaux anglais nous apportent encore une nouvelle
application de l'anesthésie par le chloroforme.

Le *Medical Times* (janvier 1848) publie l'observation d'un
cas de guérison de *fièvre typhoïde* ou plutôt de *typhus fever*,
avec prédominance de symptômes nerveux du côté du cerveau, chez une jeune fille de dix-huit ans. Le fait se passe
à l'hôpital général de Bristol dans le service du docteur
Fairbrocher.

Enfin, le chloroforme peut être considéré comme antidote,
dans l'*empoisonnement par la strychnine*. Je citerai à l'appui
de cette assertion l'observation suivante. Une femme, âgée
de quarante ans, prit par mégarde une bouteille contenant
une dissolution de strychnine. Au bout de vingt minutes se
développèrent les phénomènes suivants : rigidité de tous les
muscles, contractures des muscles du dos et des extrémités

supérieures et inférieures, tête rejetée en arrière, parole difficile, oppression de la poitrine, perspiration abondante. On eut recours aux moyens ordinaires employés en pareil cas, mais sans le moindre succès. La malade semblait près de succomber à l'action spasmodique de tous les muscles, et la mort paraissait certaine si l'on n'apportait un prompt soulagement; on eut recours au chloroforme. Deux grammes de cette liqueur furent appliqués sur un mouchoir, et l'on s'arrangea de manière que les inspirations se fissent avec facilité. La malade (qui se trouvait alors assise et tenue par des aides) demanda à être placée sur un lit. Pendant plusieurs heures, le chloroforme fut continué, la patiente maintint le mouchoir sous les narines, afin, comme elle le disait, de «*couper les spasmes*»; ceux-ci disparurent graduellement, et la guérison ne tarda pas à s'accomplir. Cette observation, qui est due au docteur Munson, a été publiée par le *Medical Gazette* du 2 août 1850.

Je crois devoir ici, avant de terminer ce que j'avais à dire de l'anesthésie générale, signaler une découverte récente de la chimie dans une des sécrétions naturelles des personnes anesthésiées.

On a trouvé que les inhalations d'éther et de chloroforme, et le curare même déterminent la présence du sucre dans les urines.

Ce qui pourrait tenir, a-t-on cru, au trouble intime imprimé aux fonctions respiratoires par une action quelconque portant sur les parties du système nerveux qui président à la respiration.

D'un autre côté, MM. Duméril et Demarquay, dans un mémoire adressé à l'Académie des sciences, ont étudié l'influence des anesthésiques sur la température du corps. Quel que soit le mode d'administration et les voies naturelles par lesquelles on les introduit, l'abaissement de la température animale se

fait ressentir d'une manière constante ; et cela, indépendam-
ment de tout signe d'asphyxie, en dehors de tout trouble des
fonctions respiratoires, mais bien se produisant sous l'influence
seule d'une action spéciale sur le système nerveux. On ne saurait nier, en effet, que si la source de la chaleur animale est
l'accomplissement régulier des phénomènes de l'hématose,
ceux-ci sont sous la dépendance immédiate du système nerveux ; de là la possibilité d'une modification de la température,
quand une cause telle que celle dont il s'agit s'exerce primitivement sur ce système.

# CHAPITRE III.

## DES DIFFÉRENTS AGENTS ANESTHÉSIQUES,

### OU SUCCÉDANÉS DU CHLOROFORME.

A tous les temps l'homme s'est révolté contre la douleur, cette sensation physiologique manifestée à la suite de toute impression pénible, et a sans cesse cherché autour de lui les moyens de s'en affranchir.

Dans un mémoire remarquable qu'il a lu à l'une des sociétés de médecine de Londres, M. Snow a exposé ses recherches sur la mandragore employée par les anciens comme moyen anesthésique.

Suivant lui, depuis les temps les plus reculés, diverses drogues, et plus particulièrement la *mandragore*, ont été administrées aux personnes qui étaient sur le point de supporter de grandes douleurs par suite d'opérations chirurgicales ou de toute autre cause : 1° on produisait ainsi un état de rêve, un profond sommeil et une insensibilité complète, résultats qui ne différaient en rien de ceux observés de nos jours par l'éther et le chloroforme; 2° on employait des essences de nature soporifique administrées par aspiration, d'une manière tout à fait identique à celle mise en usage aujourd'hui.

Parmi les citations curieuses que renferme ce travail, il en est une que nous avons remarquée, c'est celle d'un chapitre de l'ouvrage de Joannes Baptista Pesta, sur la magie naturelle. Ce chapitre qui a pour titre : *Medicamenta somnifera*, décrit de la manière suivante les ingrédients, le mode de préparation d'une essence ou teinture hypnotique : « Ces substances étant « converties en essence, dit-il, celle-ci doit être renfermée her- « métiquement dans des vases de plomb, pour que la partie « subtile ne s'en échappe point ; car, sans cette précaution, le « remède perdrait sa vertu. Au moment de s'en servir, on ôte « le couvercle et on porte immédiatement le vase aux narines « de la personne à endormir ; elle aspire la partie la plus sub- « tile de l'essence, et par ce moyen les sens seront enfermés « comme dans une citadelle, de telle sorte qu'elle pourrait être « enterrée dans le sommeil le plus profond, dont il ne serait « possible de la retirer que par la plus grande violence ; après « ce sommeil la personne n'éprouve aucune pesanteur de tête « et n'a aucune connaissance de ce qui lui est arrivé. »

Tout porte à croire, cependant, qu'à cette époque l'alcool et l'éther se trouvaient entre les mains de quelques initiés, et étaient employés avec plus ou moins de science pour l'extraction de la solution des parties actives des plantes et des herbes. Au reste, on trouve dans Albert le Grand (*de Mirab. mundi*, p. 216) la formule pour la préparation d'une *aqua ardens* dont les ingrédients actifs principaux sont : du vin foncé en couleur, de la chaux vive et du sel commun ; ce mélange doit être distillé dans un alambic et conservé dans un vase de verre (journal *l'Union médicale*).

Nous trouvons dans une note non moins curieuse, adressée à l'Académie des sciences par M. Stanislas Julien, de l'Académie des inscriptions et belles-lettres, des détails intéressants sur la chirurgie chinoise, et en particulier sur une substance anesthésique employée en Chine, dans le commencement du troisième siècle de notre ère, pour paralyser momentanément la sensibilité. On était en droit de penser, en effet, que les Chinois, chez qui la pratique de la médecine remonte à plusieurs milliers d'années et qui ont religieusement conservé par écrit des recettes et des méthodes thérapeutiques confirmées par une expérience séculaire, pouvaient bien aussi avoir eu recours, soit dans l'antiquité, soit dans les temps modernes, à quelque substance narcotique ou anesthésique pour paralyser la sensibilité nerveuse avant de pratiquer les opérations chirurgicales.

M. Stanislas Julien a trouvé de curieux renseignements dans une notice biographique relative à Moa-Tho, extraite d'un grand ouvrage chinois intitulé : *Kon-Kin-i-Tong*, ou *Recueil de médecine ancienne et moderne*, publié au commencement du seizième siècle. « Pour pratiquer des ouvertures, incisions ou « amputations, il était donné au malade une préparation de « chanvre (ma-yo), et au bout de quelques instants *il devenait* « *aussi insensible que s'il eût été dans l'ivresse ou privé de vie.* » Ensuite on rapprochait les tissus par des points de suture et on y appliquait des liniments. Après un certain nombre de jours, le malade se trouvait rétabli sans avoir éprouvé pendant l'o - pération la plus légère douleur.

Mais c'est surtout depuis peu d'années que l'attention des chimistes et des chirurgiens, éveillée par les succès obtenus à l'aide de l'éther sulfurique pour le développement de l'anesthésie générale, a cherché à lui opposer des succédanés en assez grand nombre.

Dans un article inséré dans le *Monthly journal of med.*, avril 1848, M. le professeur Simpson, d'Édimbourg, a donné quelques détails, qui ne sont pas sans intérêt, sur les résultats que lui a fournis l'inspiration des vapeurs de diverses substances à l'aide desquelles il a obtenu l'insensibilité :

1° Le chlorure d'hydro-carbone ou liqueur danoise, ainsi nommé à cause des chimistes qui le découvrirent dans le dernier siècle, et qui a aussi reçu le nom d'éther chlorique, résulte de la combinaison à parties égales de chlore et de gaz oléfiant ($C^4 H^4 C^2$) et se présente sous forme d'un liquide huileux, incolore, d'un goût douceâtre et d'une odeur éthérée. Lorsqu'on respire les vapeurs de cette substance, il en résulte une si violente irritation de la gorge qu'il faut beaucoup de courage pour continuer jusqu'à production de l'anesthésie ; du reste, l'insensibilité n'est accompagnée d'aucun phénomène d'excitation ou de céphalalgie.

2° Le nitrate d'éthyle, qui résulte de la distillation de deux parties d'alcool, d'une partie d'acide nitrique pur et d'une petite quantité d'urée ($C^4 H^5 O, N O^5$ : ou $Ac O, N O^5$), est un liquide transparent, incolore, d'une saveur douce et d'une odeur agréable. L'inhalation de cette substance est sans aucun inconvénient. L'insensibilité est rapide et complète; il suffit de 50 à 60 gouttes versées sur un mouchoir pour obtenir l'insensibilité après quelques inhalations. Mais pendant le court intervalle qui précède l'anesthésie, on éprouve tant de plénitude et de bruit dans la tête, et l'anesthésie est suivie d'une si grande céphalalgie et d'éblouissements tels que l'emploi de cette substance est par cela même peu commode et peu convenable.

3° La benzine ou benzole, obtenue d'abord par Faraday, en comprimant le gaz oléfiant, et plus tard par Mitscherlich, au moyen de la distillation de l'acide benzoïque avec un excès de chaux ($C^{12} H^6$), est un liquide incolore et transparent d'une odeur éthérée particulière, susceptible comme la substance précédente de produire l'anesthésie, mais déterminant une sensation intolérable de bruit dans la tête, qui précède et suit l'inhalation. M. Snow, qui l'a également essayé, l'a vu produire des tremblements convulsifs;

4° L'aldéhyde ou hydrate d'oxyde d'acétyle, obtenu par Doebereiner au moyen de la distillation de l'acide sulfurique, de l'alcool et du peroxyde de manganèze ($C^4 H^3 +$ eau), liquide, limpide et transparent, très-volatil, se décomposant spontanément, n'a pas paru à M. Simpson, posséder des propriétés anesthésiques aussi puissantes que l'avait dit dans ces derniers temps M. Poggiale. Peu de personnes sont capables de respirer une assez grande quantité de cette vapeur pour arriver à l'insensibilité. Sur cinq personnes qui ont essayé ces inhalations, quatre ont été forcées d'y renoncer à cause de la sensation de dyspnée, de constriction de la poitrine et de la toux violente qu'elles déterminaient. La cinquième personne est tombée dans l'insensibilité après avoir respiré courageusement l'aldéhyde pendant une minute ou deux, et est restée dans cet état pendant deux ou trois minutes avec faiblesse et petitesse extrême du pouls. En reprenant connaissance, la toux et les constrictions bronchiques ont reparu, et ont persisté pendant quelque temps.

5° Le bisulfure de carbone, alcool de soufre, liqueur de Lampadius (C S²), liquide transparent, incolore, très-volatil, d'une saveur piquante, a été, dit-on, essayé dans ces derniers temps à Christiania. M. Simpson a répété sur lui-même et sur vingt autres personnes ses expériences. Il est convaincu que c'est un anesthésique puissant ; seulement il a donné lieu chez plusieurs personnes à des visions désagréables ; et son action a été suivie de maux de tête et d'éblouissements. Dans un cas d'ablation du sein pratiquée par M. Miller, M. Simpson s'est servi de bisulfure de carbone ; il y a eu insensibilité, mais la malade a été très-agitée ; elle a conservé après l'opération une violente céphalalgie avec fréquence et plénitude du pouls, pendant cinquante ou soixante heures, sans autres symptômes de fièvre. Employé chez une femme en couches, pendant trois quarts d'heure, le bisulfure de carbone a déterminé l'insensibilité, après quelques inspirations, mais une insensibilité bien différente du sommeil calme qui suit l'emploi du chloroforme. L'action de cette substance paraissait suspendre les contractions utérines et l'anesthésie n'avait d'ailleurs qu'une courte durée. Dans les dernières minutes de l'accouchement l'auteur fut forcé de recourir au chloroforme, parce que la respiration et le pouls s'étaient accélérés, et que la malade avait eu des nausées et de nombreux vomissements. Le chloroforme produisit, au contraire, un sommeil calme, au milieu duquel eut lieu l'accouchement. Ajoutons (ce qui doit probablement achever de faire rejeter cette substance) qu'elle exhale une odeur fort désagréable de chou pourri, odeur que l'on peut pallier, mais non faire disparaître avec d'autres substances. Inutile de dire que M. Simpson est loin d'assimiler aucun de ces cinq agents anesthésiques, ni pour leurs effets ni pour la facilité de l'emploi, au chloroforme ou à l'éther sulfurique. Tout fait croire que la thérapeutique, au moins quant à présent, ne les emploiera que dans des cas exceptionnels.

M. Ed. Robin, dans un travail présenté le 31 mai 1852 à l'Académie des sciences, établit d'abord en principe qu'il lui est permis de désigner d'une manière générale quelles sont, parmi les substances actuellement connues, celles qui doivent être anesthésiques par inspiration. Il suffirait, suivant lui, de choisir dans la série des substances insolubles et protégeant contre la combustion lente, malgré la présence de l'oxygène humide, celles qui ne contractent pas de combinaison avec les tissus, ou qui n'ont de saveur ni âcre ni caustique, présentant un point d'ébullition assez peu élevé pour répandre beaucoup de vapeurs aux températures ordinaires.

Il donne pour exemple à l'appui l'*Ether bromhydrique*, qu'il range parmi les agents qui, même en présence de l'oxygène humide, protégeant les matières animales contre la combustion lente, sont antiputrides après la mort, et suivant la dose, sédatifs, antiphlogistiques et poisons asphyxiants pendant la vie.

D'après la règle qu'il s'efforce d'établir, « ceux, dit-il, des « agents modérateurs de la combustion lente qui appartien- « nent à cette classe sont nécessairement anesthésiques, quand

« ils pénètrent à dose suffisante dans la circulation. N'ont-ils
« de saveur ni âcre ni caustique, ils sont *anesthésiques par*
« *inspiration*, si le terme d'ébullition, inférieur à 80°, leur
« permet de répandre beaucoup de vapeurs aux tempéra-
« tures ordinaires. Ils ne sont plus qu'*anesthésiques locaux ou*
« *par application*, si le terme d'ébullition est trop élevé. »

L'éther bromhydrique qui bout à 40°,7, qui n'a de saveur
ni âcre ni caustique, qui répand une odeur aromatique assez
faible et agréable, réunit donc les conditions utiles pour faire
un bon anesthésique par inspiration. Il en est de même de
l'éther chlorhydrique dont les propriétés anesthésiques remarquables ont été découvertes par M. Flourens.

Quant aux propriétés antiputrides et physiologiques de
l'éther bromhydrique, elles sont en tous points conformes à
la théorie indiquée plus haut.

D'une part, les matières animales n'éprouvent aucune altération, c'est-à-dire, sont protégées contre la combustion
lente, tant dans sa liqueur que dans la vapeur qu'il émet
aux températures ordinaires dans un vase fermé.

D'autre part, cette vapeur anesthésie rapidement les oiseaux; ils reprennent néanmoins facilement l'activité de la
vie et ne manifestent ni pendant ni après l'anesthésie aucun
indice de souffrance.

L'éther bromhydrique se présente donc jusqu'ici comme
devant être mis au rang des meilleurs anesthésiques par inspiration. L'éther chlorhydrique de M. Flourens produit une
anesthésie qui ne semble précédée d'aucune excitation; c'est
un état léthargique succédant à un doux sommeil; le réveil
facile n'est suivi d'aucun malaise apparent; mais le point d'é-
bullition trop peu élevé de cet éther (11° + 0) n'en rend l'emploi habituellement praticable que dans les pays froids et dans
les saisons froides des climats tempérés. L'éther bromhydrique est, pour ainsi dire, un autre éther chlorhydrique d'un

point d'ébullition différent et convenablement approprié à nos climats.

Il en est de même de l'éther ordinaire qui bout à 35°,6, et à plus forte raison du chloroforme dont le point d'ébullition, infiniment plus élevé encore, n'a lieu qu'à 61°, condition qui jusqu'à ce jour l'a fait préférer sans doute à tous les autres agents.

M. le docteur Augend, de Constantinople, est d'accord sur ce point avec la théorie de M. Robin, ce qui résulte d'un mémoire présenté par lui à l'Académie des sciences en 1850 sur la propriété dont jouit le chloroforme de désinfecter les substances animales.

La chimie indiquait en outre à M. Robin un autre principe non moins fécond : *Le moyen de composer pour ainsi dire à volonté des anesthésiques, de modifier et d'améliorer ceux qui ont par eux-mêmes ce pouvoir.*

Tel fut le sujet que développait la seconde partie de sa communication à l'Académie des sciences.

Il propose donc, en conséquence, de fixer les anesthésiques très-volatils par ceux qui le sont trop peu, et de communiquer au besoin à chacun quelque chose des propriétés qui recommandent l'un quelconque des autres. M. Robin a fait l'application de ce principe à l'éther chlorhydrique, excellent anesthésique, mais dont la trop grande volatilité ne permettait pas l'emploi dans nos pays. D'après son expérience, cet éther a produit une anesthésie qui ne semble précédée d'aucune excitation ; c'est un état léthargique succédant à un doux sommeil ; le réveil facile n'est suivi d'aucun malaise apparent. M. Robin lui a communiqué une volatilité moindre en le dissolvant dans la liqueur des Hollandais (1), dans le chloroforme,

_______

(1) La liqueur des Hollandais est un *bicarbure d'hydrogène gazeux*, $H^4 C^4$, formé à volumes égaux de chlore et de gaz oléfiant. Sa formule est $H^3 C^4 Cl, HCl$. Liquide, incolore, huileux, d'une saveur légère-

dans la benzine (1), etc.... Dissous dans un tiers environ de liqueur des Hollandais, il lui a paru constituer un très-bon anesthésique par inspiration; les expériences sur les oiseaux ont donné les meilleurs résultats; l'action, comme celle de l'éther chlorhydrique, n'a été précédée d'aucune excitation.

Les praticiens pourraient donc, comme on le voit, remplacer au besoin le chloroforme ou par l'éther bromhydrique dont le point d'ébullition (40°,7), la saveur, et les autres propriétés sont très-convenables, ou par l'éther chlorhydrique, fixé par un autre anesthésique bien choisi, par la liqueur des Hollandais par exemple.

Cependant il résulte de recherches toutes récentes faites par M. Mialhe que la liqueur des Hollandais a d'autant plus d'efficacité qu'on lui a fait perdre une certaine quantité d'hydrogène pour la remplacer par une proportion équivalente de chlore, ce qui revient à constituer la liqueur des Hollandais *chlorée.*

Mais le prix de revient de ce composé étant trop élevé pour que cette substance puisse être avantageusement introduite dans la thérapeutique, on a pensé à lui substituer un composé éthéré analogue, provenant de l'action du chlore sur l'éther chlorhydrique.

Ce composé est incolore, très-fluide, ayant une odeur aromeent sucrée, d'une odeur éthérée, entrant en ébullition à 84°,5, insoluble dans l'eau, soluble dans l'alcool et l'éther, inflammable. Suivant qu'on combine avec lui au soleil une proportion de chlore, on le rend moins volatil.

| | | |
|---|---|---|
| Monochloré il bout à 115° | Trichloré il bout à.... | 153° |
| Bichloré — 135° | Quatri ou sesquichloré | 180° |

(1) La *benzine* est le résultat de la décomposition du benzoate de chaux par le feu ou de l'action de l'acide benzoïque en vapeurs sur la pierre ponce à une chaleur rouge. Elle fait partie des huiles que l'on produit pendant la fabrication des gaz de l'éclairage. Elle est liquide, incolore, d'une saveur sucrée, d'une odeur agréable, éthérée; bout à 86°; insoluble dans l'eau; solide cristallise à 0°; liquide à 7° + 0.

matique éthérée analogue à celle du chloroforme, ou mieux encore à celle de la liqueur des Hollandais, une saveur sucrée et poivrée à la fois. Sans action sur le papier de tournesol, à peine soluble dans l'eau, il l'est dans l'alcool, l'éther sulfurique et la plupart des huiles fixes et volatiles; il n'est pas *inflammable*, ce qui le distingue de la liqueur des Hollandais et des éthers officinaux et ce qui le rapproche au contraire du chloroforme; il présente une densité variable et un point d'ébullition également variable, oscillant entre 110 et 130°, ce qui indique que ce corps n'est pas constitué par une substance unique, mais bien par la réunion de plusieurs éthers (mono, bi, tri, quatrichlorés) de densité et de tensions différentes.

Telles sont les propriétés de ce nouveau liquide anesthésique, lequel a déjà donné à M. le docteur Aran des résultats assez satisfaisants pour qu'il le regarde aujourd'hui comme appelé à jouer un rôle important parmi les sédatifs *locaux*.

Qui sait même si quelques corps gazeux qui ont une certaine analogie avec ceux que nous venons de citer, ne pourraient pas être rangés avec le plus grand avantage parmi les agents destinés à produire impunément l'anesthésie générale?

Nous savons bien que la plupart des substances que nous avons indiquées ne peuvent être délivrées qu'à un prix exorbitant, mais cela ne doit en aucune façon arrêter les essais; car cette grande valeur résulte de ce qu'elles n'ont encore reçu aucune application. Le chloroforme n'était-il pas dans le même cas avant de servir à procurer l'insensibilité?

Voilà donc, ce nous semble, un vaste champ ouvert aux savants praticiens qui sont en position d'entreprendre de pareils essais; et si nous ne nous abusons nous-même, voilà de nombreux matériaux destinés à reculer les limites du domaine de l'anesthésie.

---

# CHAPITRE IV.

## DE L'ANESTHÉSIE LOCALE.

Lorsqu'une découverte surgit dans les sciences, il n'est point donné à l'intelligence humaine d'en prévoir de prime abord toutes les conséquences plus ou moins utiles. Ce n'est que par des recherches, des études, un travail opiniâtre, en envisageant le sujet sous toutes ses faces, qu'on parvient à en multiplier les bienfaits, et personne ne peut dire qu'il est épuisé. Les résultats merveilleux produits par l'anesthésie générale devaient nécessairement, et comme conséquence, amener à leur suite les essais d'anesthésie locale et être le premier pas dans cette nouvelle voie. On devait tout naturellement être conduit à penser que bien souvent il peut être inutile d'agir sur tout l'organisme, quand on ne veut opérer que sur un point. Toute méthode donc, qui doit enlever la sensibilité à l'organe seul que l'on soumet à l'opération, peut être considérée comme un véritable progrès. Si jusqu'à présent le but que je signale, seulement entrevu jusqu'à nos jours, n'avait pas encore été atteint, c'est que l'agent capable d'engourdir les nerfs localement, sans produire par son absorption des désordres ultérieurs, était encore à découvrir. La thérapeutique, en nous offrant la série des narcotiques, l'opium, la belladone, etc., procurait certainement ce résultat, mais un danger les accompagnait, savoir :

leur absorption par les plaies et les troubles de l'organisme qui suivent leur pénétration.

A une époque déjà éloignée, des chirurgiens, dans la pensée de soustraire leurs opérés aux vives douleurs des amputations, avaient songé à la compression des gros troncs nerveux au moyen de tourniquets et de pelotes. D'autres, dans l'intention de produire et d'utiliser l'engourdissement momentané d'un membre, par exemple, songèrent à la réfrigération partielle. Mais les dangers et les conséquences funestes qu'on entrevoyait à la suite ne purent en faire généraliser l'emploi.

Cependant M. Arnott, poursuivant naguère encore cette idée, faisait dans les hôpitaux de Paris des essais avec un mélange réfrigérant, et M. Velpeau rendait compte à l'Académie de médecine des résultats encourageants obtenus par ce praticien. Le professeur de la Charité a voulu expérimenter par lui-même, et je ne crois pas dépourvus d'intérêt les trois faits suivants que j'extrais de sa clinique.

1° Chez une jeune fille ayant un vaste abcès au-dessous du genou droit, M. Velpeau a fait l'application d'un mélange réfrigérant composé de deux parties de glace pour une de sel marin. Au bout de quatre minutes, la peau était devenue d'une pâleur remarquable dans tous les points qui étaient en contact avec le mélange, et l'on a pu faire alors une incision de près de 2 centimètres d'étendue, sans que la malade ait accusé de douleur. La marche de l'abcès n'a rien offert de particulier.

2° Quelques jours après, ayant à opérer un ongle incarné chez une femme, M. Velpeau appliqua sur le gros orteil le mélange réfrigérant. Au bout de deux minutes, il put introduire la pointe des ciseaux sous l'ongle, le couper en deux parties et l'arracher avec une pince, sans produire la moindre douleur. La malade regardait, sans émotion, exécuter cette opération. Les suites ont été ce qu'elles sont habituellement dans ces cas.

3° Le même jour un malade entrait à l'hôpital pour se faire opérer également d'un ongle incarné. Soumis au même agent anesthésique pendant quatre minutes, et opéré de la même façon, il n'a manifesté non plus aucune douleur.

Dans ces trois cas, l'insensibilité n'a duré que de deux à quatre minutes, la partie anesthésiée ne tardant pas à revenir à l'état normal.

En présence de faits si remarquables, MM. Foucher et Béraud, alors internes du service, désireux de voir par eux-mêmes jusqu'à quel point on pouvait compter sur un pareil moyen, tentèrent des expériences dont ils firent le sujet d'un mémoire. Leurs conclusions se résument ainsi :

« 1° Le mélange amène l'anesthésie complète des surfa-« ces avec lesquelles il est mis en contact.

« 2° L'insensibilité peut être très-profonde : on l'a vue pé-« nétrer l'avant-bras.

« 3° Cette insensibilité arrive au bout de quelques minutes, « deux ou trois, rarement au bout de quatre.

« 4° La durée de cette insensibilité locale est d'environ deux « à trois minutes. Elle pourrait durer plus longtemps si le « contact du mélange était plus prolongé.

« 5° Cette méthode d'amener l'insensibilité de nos organes « n'offre pas d'inconvénients réels ; une seule fois elle a été « suivie d'œdème de la partie. Nous ne pouvons dire au-« jourd'hui si, en prolongeant pendant un temps assez long « ce contact du mélange avec nos tissus, on amènerait la mor-« tification. »

D'après de tels résultats, le chirurgien pourrait dans certains cas utiliser cette méthode. Mais à part qu'elle ne peut guère s'appliquer qu'aux extrémités, et encore sur une très-petite surface, elle doit nécessiter du côté de l'opérateur une très-grande circonspection pour ne pas pousser trop loin, sur certains tissus, une suspension de l'innervation et de la circulation capable parfois d'amener la gangrène.

Tout accident à part, nous reconnaissons les efforts tentés pour l'application d'un principe bon en soi, et nous ne pouvons nous empêcher de voir là le premier pas fait dans une voie nouvelle. C'est à l'expérience, c'est à la science elle-même à poursuivre maintenant ses recherches de ce côté.

Plusieurs travaux ont depuis été publiés sur ce sujet.

Les belles expériences de MM. Serres, Flourens et Longet ont mis un fait hors de doute, c'est l'influence exercée localement par les agents anesthésiques sur les cordons nerveux dans lesquels ils éteignent la sensibilité. Ce fait devait servir de base à la *médication anesthésique locale*.

M. Simpson, par ses recherches sur l'homme et sur les animaux inférieurs, a montré qu'il était possible d'affaiblir la sensibilité en couvrant la peau d'une couche d'un liquide anesthésique, et plus tard, quelques médecins, tant en Angleterre qu'en France, ont traité par des applications locales anesthésiques des douleurs rhumatismales musculaires et des douleurs névralgiques. Les succès qu'ils obtinrent encouragèrent plus tard M. le docteur Aran à poursuivre leurs recherches et le firent arriver à des résultats qui, sans être complets, pourront peut-être servir de base à de nouvelles applications et à de nouvelles recherches.

Nous ne pouvons mieux faire ici que de rapporter les conclusions de son mémoire à l'Académie des sciences.

1° Les propriétés anesthésiques locales se retrouvent dans tous les agents auxquels on a reconnu jusqu'ici des propriétés anesthésiques générales, et dans ceux même solides qui présentent avec eux des analogies de composition, principalement dans la série des corps chloro-hydro-carbonés.

2° Les propriétés anesthésiques locales ne sont pas en

raison directe des propriétés anesthésiques générales, mais bien du degré de fixité de la substance. Plus elle est volatile, et moins son action anesthésique locale est prononcée; c'est ce qui explique l'infériorité relative des propriétés anesthésiques locales de l'éther sulfurique, par rapport aux autres substances anesthésiques.

3° Un grand nombre d'anesthésiques possèdent des propriétés irritantes pour la peau. Le chloroforme occupe le premier rang sous ce rapport. Appliqué topiquement, il peut occasionner une brûlure au premier ou au deuxième degré.

4° L'agent anesthésique le plus convenable à manier, le plus sûr dans son action et le moins irritant à la fois est *l'éther hydrochlorique chloré*. Le *sesquichlorure de carbone* peut aussi être utilisé dans le même but; mais tandis que l'action de l'éther hydrochlorique chloré est complète après quelques minutes, il faut au moins deux heures pour que l'insensibilité soit produite avec le sesquichlorure.

5° Pour obtenir des effets anesthésiques suffisants, il n'est par nécessaire d'employer ces deux agents anesthésiques à très-haute dose. Quinze, vingt, vingt-cinq, trente gouttes au plus d'éther hydrochlorique chloré versées sur la partie douloureuse ou sur un linge humide que l'on applique immédiatement sur elle et que l'on maintient en contact avec un morceau de toile cirée et un tour de bande, calment très-rapidement la douleur et déterminent l'anesthésie en quelques minutes. On peut aussi employer en pommade l'éther hydrochlorique chloré (4 grammes pour 20 grammes d'axonge) *ou le sesquichlorure de carbone* (4 grammes pour 30 d'axonge). Ces deux pommades s'emploient en frictions ou simplement en onctions sur les parties malades.

6° Au point de vue physiologique, les agents anesthésiques en général, et plus particulièrement l'éther hydrochlorique chloré, déterminent, après un intervalle qui varie entre deux minutes et demie et dix minutes, la cessation complète de la douleur dans les parties douloureuses, et après un temps qui varie entre cinq et quinze minutes une insensibilité cutanée très-facile à apprécier avec la pointe d'une aiguille. Tantôt la piqûre n'est pas sentie ; tantôt elle ne l'est que faiblement ; mais pour établir la comparaison, il faut aller prendre des points de la peau un peu éloignés du lieu où a été faite l'application.

7º L'insensibilité produite par l'application anesthésique n'est nullement bornée au point sur lequel se fait cette application. Les parties profondes perdent elles-mêmes leur sensibilité. C'est ainsi qu'en appliquant les anesthésiques sur la peau on calme les douleurs des organes musculaires, des nerfs, des cavités articulaires, des organes profondément placés dans les cavités viscérales de l'abdomen et du thorax. Il y a plus : l'anesthésie ne reste pas toujours limitée au point d'application ; elle s'étend au delà dans une étendue variable, mais qui est rarement moindre que deux pouces carrés.

8º La durée de l'insensibilité varie suivant la nature de l'agent anesthésique employé, la quantité de substance dépensée, le contact plus ou moins prolongé. Elle est courte, d'une demi-heure à une heure pour les anesthésies produites dans l'état physiologique. Elle est beaucoup plus longue dans les cas où l'application a été faite dans le but de produire l'insensibilité à la douleur ou l'*analgésie*.

9º Au point de vue médical, le nombre des cas dans lesquels on peut faire usage des applications locales anesthésiques est véritablement immense.

*Toutes les fois qu'il existe une douleur vive dans un point quelconque de l'économie, soit que cette douleur constitue à elle seule la maladie, soit qu'elle en fasse seulement partie intégrante et principale, on peut sans inconvénient en débarrasser*

*les malades pour un temps plus ou moins long par une ou plu-
sieurs applications anesthésiques locales:*

Dans une séance de la société médico-pratique (avril 1850),
M. le docteur Aubrun exposa le fait d'une névralgie consécutive à un zona chez une jeune dame, et guérie par lui à
l'aide d'un mélange de 6 grammes de chloroforme et de
10 parties d'huile d'amandes douces. Une flanelle imbibée
de cette mixture était maintenue en place au moyen d'une
serviette pendant plusieurs heures.

Il donnait ses soins au même moment à une dame affectée
d'un ulcère cancéreux dans l'aisselle, qui, depuis qu'il était
pansé chaque jour avec l'huile et le chloroforme, n'occasionnait plus de douleur et offrait une surface rosée de laquelle
exsudait un pus louable.

M. le docteur Trèves, à propos de ces citations, rapporte
le cas d'une dame souffrante d'une névralgie à laquelle il appliqua 12 à 15 grammes de chloroforme sur le sommet de
la tête. La guérison eut lieu sans qu'il se produisît à la
peau ni rougeur ni vésication. Une grande chaleur s'était
seulement fait remarquer au-dessus du coton imbibé de
chloroforme.

A ces observations M. Bonnassies vient ajouter celle de
plusieurs cas de guérison rapide et complète de sciatiques
par des applications de 15, 30 et même 60 grammes de
chloroforme en nature.

Le journal *l'Union médicale,* dans son numéro du 28 fé-
vrier 1850, publie une lettre du docteur Fricand, de Semur-
en-Brionnais, qui contient la relation de divers cas de névralgies intercostale, cervico-brachiale et cervico-occipitale,
guéries presque instantanément par lui à l'aide d'applications
locales de chloroforme en nature.

L'emploi des applications anesthésiques locales dans les
douleurs *rhumatismales musculaires* et dans les douleurs

*névralgiques* est dès ce moment-ci consacré en quelque sorte. Mais la guérison définitive des douleurs névralgiques est subordonnée à leur origine toute récente.

M. Aran insiste tout particulièrement sur les heureux effets des applications anesthésiques dans le traitement *des maladies articulaires*. « Dans *le rhumatisme articulaire subaigu et* « *chronique*, dit-il, à elles seules elles débarrassent en quel- « ques minutes les malades de leurs douleurs. » Dans les *arthrites subaiguës et chroniques*, elles calment aussi ; mais surtout elles permettent l'application immédiate de certains moyens chirurgicaux, de la compression, par exemple.

Dans le rhumatisme *articulaire aigu*, des guérisons ont été obtenues rapidement dans l'espace de six à dix jours, surtout après l'emploi des émissions sanguines au début, lorsqu'il semble exister des complications vers les organes internes.

On a pu souvent calmer de cette manière avec tout autant de succès les douleurs viscérales de la *colique saturnine*, *les coliques nerveuses, utérines, néphrétiques*, les douleurs mêmes de la *péritonite puerpérale*, le point de côté de la *pleurésie*, celui de la *péricardite* et la *chorée* elle-même.

M. le docteur Gassier, dans une note au *Bulletin de thérapeutique*, donne trois observations de chorée survenue chez des enfants à la suite d'une vive frayeur. Chez tous la guérison fut obtenue en quelques jours à l'aide de frictions faites matin et soir sur tout le trajet de la colonne vertébrale, et principalement sur la région cervicale, avec une cuillerée à bouche d'un liniment composé de parties égales de chloroforme et d'huile d'amandes douces.

MM. les docteurs Bordet et Borie, de même que le docteur Aran, ont recueilli une série d'observations sur l'application externe du chloroforme à l'état de bain de vapeur local ; quelques gouttes sur du coton en rame, dans toute espèce de douleur, ont constamment obtenu d'heureux effets.

M. Cazenave de Bordeaux a donné dernièrement dans le *Répertoire de pharmacie* la formule d'une pommade contre la migraine et les névralgies faciales.

<pre>
Chloroforme pur............ 12 grammes.
Cyanure de potassium........ 10    —
Axonge récente............. 60    —
Cire...................... Q. S.
                    pour donner la consistance.
</pre>

Dans une note au *Bulletin de thérapeutique*, M. Devergie préconise l'emploi d'une pommade contenant 2 à 3 grammes de chloroforme pour 30 grammes d'axonge dans toutes les affections papuleuses de la peau, contre les démangeaisons, surtout; il dit en avoir fait usage avec succès contre le lichen et le prurigo en général, le prurigo *pudendi* et *ani* en particulier.

Malgré tout ce qu'il y a de concluant pour l'application locale des anesthésiques, dans ce que je viens d'extraire de la pratique de médecins distingués, je ne puis m'empêcher de citer ici les observations que j'ai moi-même été en demeure de recueillir sur ce sujet.

Dans trois cas de névralgie faciale, sus et sous-orbitaire, j'ai vu la douleur intolérable disparaître, comme par enchantement, après deux applications au plus de chloroforme, sans le secours ni l'aide d'aucun agent. De petits morceaux d'ouate roulés et imbibés de chloroforme, placés dans un dé à coudre, ont été appliqués chez ces malades sur les différents points douloureux, et cela pendant cinq ou dix minutes au plus. Pendant ce temps une sensation de chaleur et de brûlure se faisait observer ; la rougeur de la peau et l'affaiblisesement, sinon la disparution complète de la douleur, ont toujours été la conséquence de cette première application.

Mais ne peut-on pas se refuser à voir là tout autre chose que ce que produisent les préparations vésicantes en général et l'ammoniaque en particulier? Cependant je ferai remarquer que la sensation est loin d'être la même; et d'ailleurs, pour s'en convaincre, on n'a qu'à imbiber de chloroforme une petite boulette de coton en faisant en sorte qu'elle se maintienne d'elle-même au fond du dé, la réappliquer ainsi sur le même point rubéfié, peu d'instants après la première application. Toute sensation pénible se calme bientôt, et la douleur névralgique elle-même disparaît ainsi la plupart du temps d'une manière complète.

Le même procédé m'a assez bien réussi, tout dernièrement encore, chez un malade atteint de sciatique ; toutefois, je me suis servi ici d'un large verre à ventouse.

Dans tous ces cas, les deux applications successives m'ont paru indispensables et pour ainsi dire la conséquence l'une de l'autre. Si dans la première le chloroforme agit à la fois comme substance rubéfiante en contact avec la peau, on ne peut se refuser de voir dans la seconde l'effet unique de sa vaporisation et par conséquent de sa propriété anesthésique.

Ces premiers essais me suggérèrent la pensée d'expérimenter encore l'action locale du chloroforme chez un pauvre goutteux. Au bout de six jours de l'invasion de la maladie, alors que trois évacuations sanguines générales avaient été pratiquées dans les deux premiers et qu'on en était à administrer tous les matins deux verres d'eau de Sedlitz, je pensais à agir directement sur les articulations au fur et à mesure qu'elles étaient envahies par l'état fluxionnaire. Car le moindre déplacement occasionnait des douleurs tellement vives, qu'elles rendaient tout mouvement impossible. J'imbibai avec douze ou quinze grammes de chloroforme une feuille d'ouate capable d'envelopper l'articulation du genou (ce fut la première sur laquelle j'agis). Par-dessus, un morceau de taffetas gommé et une bande de flanelle constituèrent le pansement. Peu de minutes s'étaient écoulées, qu'une sensation de chaleur et de brûlure se faisait déjà sentir; cela dura une demi-heure environ, et au bout de ce temps le malade pouvait déjà remuer un peu dans son lit sans souffrir. Le lendemain matin, une nouvelle application produisit les mêmes phénomènes physiologiques, et le soir même le malade se levait, marchait sans autre gêne que de la roideur et de l'engourdissement. Depuis, d'autres articulations s'étant prises successivement, j'ai agi de la même manière et toujours avec le même résultat. Des applications de bandelettes de sparadrap de *Vigo cum mercurio*, faites immédiatement après et laissées en place pendant plusieurs jours, dissipèrent le gonflement. En totalité, l'accès ne dura pas quinze jours. Résultat d'autant plus remarquable que le malade, dans toutes les attaques précédentes, avait été invariablement astreint à deux ou trois mois de repos absolu.

Je ne prétends pas tirer de ces faits la conséquence d'un nouveau mode de traitement de ces différentes affections, applicable dans tous les cas. Je suis convaincu au contraire qu'il serait complétement inopportun toutes les fois qu'elles sont sous la dépendance soit d'un état constitutionnel rhumatismal ou chlorotique, soit d'une constitution médicale particulière, soit d'une diathèse quelconque. Il ne pourrait tout au plus être, dans diverses conditions, qu'un adjuvant au traitement général approprié. Car il est des cas de rhumatisme et de goutte dans lesquels il faut pour ainsi dire caresser la maladie quand elle veut bien se tenir dans une jointure, afin de l'empêcher de se porter sur quelque organe important des cavités : dans ce cas, les sédatifs locaux sont contre-indiqués ; les topiques calmants ne deviennent au contraire d'une absolue nécessité que lorsque la goutte ou le rhumatisme à envahi soit primitivement soit secondairement un organe essentiel à la vie.

La chirurgie elle-même ne pouvait pas demeurer en retard dans l'expérimentation d'un si puissant moyen de soulagement, appliqué d'une manière locale.

M. le docteur Jules Roux, chirurgien en chef de la marine à Toulon, fut un des premiers qui publia ses observations sur les applications locales du chloroforme à la surface des *plaies*. Dans son mémoire sur le tétanos traumatique, il se demande si l'emploi qu'il a fait de l'éthérisation directe des surfaces traumatiques n'aurait pas été capable d'engourdir les nerfs divisés de la plaie, de faire cesser les impressions douloureuses qu'ils transmettaient aux centres nerveux et de guérir le tétanos en enrayant l'action réflexe de ces derniers sur le système musculaire.

« Il me semblait, disait-il, que cet éthérisme local et direct
« des surfaces traumatiques, sans beaucoup d'importance
« pour les extrémités des nerfs moteurs, devait avoir pour
« résultat de frapper d'anesthésie les extrémités des nerfs
« sensitifs, d'interrompre ainsi les connexions de ces extré-
« mités nerveuses avec leurs centres, d'arracher tout le sys-
« tème nerveux à la participation pénible qu'il prend aux
« souffrances des parties divisées, de soustraire les muscles et
« l'organisme entier à la réaction que produit toute irritation
« vive de l'appareil incitateur, en un mot, d'isoler la plaie en
« la détachant pour ainsi dire de la vie animale sans briser
« ses rapports avec la vie végétative. Et cet isolement si
« heureux me paraissait devoir être obtenu d'une manière
« durable par l'action directe et continue, sur la plaie, des
« vapeurs de chloroforme et d'éther, sans qu'on eût à re-
« douter que l'insensibilité dépassât, dans les nerfs, les points
« directement atteints par les vapeurs anesthénisantes ; sans
« que l'absorption fît entrevoir quelque danger ; sans qu'on
« pût craindre que, privé de la réaction de l'économie en-
« tière, le moignon manquât de l'irritation nécessaire pour

« qu'il parcourût toutes les phases qui conduisent à la cica-
« trisation; puisque les mêmes vapeurs qui engourdissent les
« nerfs sont pour tous les autres tissus une cause d'exci-
« tation. »

C'est actuellement à la pratique et à l'expérience à se prononcer sur l'emploi d'un moyen si ingénieux et à publier ses
observations (1). Le succès du résultat ne serait pas seulement une conquête pour le tétanos, mais sa réalisation devrait embrasser la chirurgie tout entière, puisque toutes les
fois qu'une blessure existe, par suite d'un accident ou d'une
opération, la même indication se présente toujours. Car la
notion que la réaction de l'organisme est ce qui constitue le
principal danger dans le traumatisme, est assurément élémen-
taire dans la science.

M. Roux, tout en regrettant que les expériences qu'il a en-
treprises dans cette direction sur l'homme et les animaux ne
soient ni assez nombreuses, ni assez variées, ni assez décisives
pour les faire connaître, expose ainsi sa manière de procéder :
« L'éther, le chloroforme, l'aldéhide, tous les éthers, et

_______________

(1) Il résulte déjà des expériences de M. Longet : qu'un nerf mixte, le
*sciatique*, découvert dans une partie de son trajet, soumis à l'action d'un
jet de vapeurs d'éther sulfurique ou à celle du même éther liquide, est
devenu insensible dans le point éthérisé et dans tous ceux qui sont au-
dessous, sans cesser pourtant de demeurer excitable dans ces mêmes
points. Mais si dans un *premier degré* de cette éthérisation directe qui
apparaît au bout d'une demi-minute chez les chiens et les lapins, le cordon
nerveux (sciatique), quoique absolument insensible dans les points indiqués,
a encore le pouvoir de faire contracter *volontairement* les muscles qu'il
anime ; dans un *second degré*, qui se manifeste après une seconde éthérisation immédiate un peu plus prolongée (3 ou 4 minutes), le nerf mixte
perd le pouvoir qu'il avait encore dans le premier ; il est toujours insensible, mais de plus entièrement dépossédé de la faculté motrice volontaire ; son excitabilité seule lui reste. Enfin, dans un *troisième degré* qu'on
peut observer après 12 ou 15 minutes de contact de l'éther avec le nerf,
plus de sensibilité, plus de mouvement spontané dans les muscles, aucune preuve d'excitabilité de la part du nerf.

« même ceux qui sont impropres à produire l'éthérisme gé-
« néral me semblent, dit-il, devoir être expérimentés, soit
« en vapeurs, soit en jet liquide, soit en bain ou en applica-
« tions locales à l'aide de substances spongieuses capables de
« les maintenir dans un contact immédiat plus ou moins
« prolongé avec les surfaces traumatiques. Il sera important
« de tenir compte des effets obtenus de l'éthérisme local
« aux divers temps de la cicatrisation des plaies, de distin-
« guer avec soin l'action propre de la substance employée
« de l'action qui n'est pour ainsi dire que secondaire et
« qui tient par exemple au froid qui suit son application; car
« alors cette action serait semblable à celle qu'on obtient
« par l'usage de la glace, et dont les effets sédatifs sont si
« bien connus. Pour le moment, je dois me borner à signaler
« l'innocuité de l'éther sulfurique à l'état liquide ou de va-
« peur appliquée aux surfaces traumatiques. »

D'autres tentatives ont encore été faites, et avec un plein
succès, pour rendre la peau elle-même insensible localement
à l'action des caustiques et de l'instrument tranchant.

Le docteur Bordet, de Tulle, dans une lettre qu'il écrivait le
21 avril 1850 au journal *l'Union médicale*, expose le résultat
remarquable d'insensibilité partielle du corps qu'il a obtenu
par l'usage externe du chloroforme pour une application de
*moxas*. Il confectionna des cylindres creux de 15 millimètres
de diamètre sur 150 de hauteur, au moyen d'une carte
roulée. Il les remplit de coton qu'il imbiba de chloroforme,
les appliquant au lieu où doivent être produites les escarres,
et les laissant dix minutes ou un quart d'heure en place, en
les maintenant avec le doigt, ce qui en même temps prévient
l'évaporisation. La peau reçoit donc localement un *bain liquide*
de chloroforme; à l'enlèvement des cylindres elle est légèrement rougie; d'autres cylindres remplis de pâte de Vienne
sont immédiatement appliqués au même endroit. Au bout de

trois minutes, aucune espèce de douleur, quoiqu'on observât une rubéfaction considérable. Au bout de cinq , sensation de chaleur, la peau présente une teinte brunâtre.

Enfin cette sensation de chaleur a duré très-supportable jusqu'à la fin de l'application, qui a duré dix minutes, lors même que la peau fut presque noire et l'escarre complétement formée.

Un résultat aussi encourageant n'est-il pas bien fait à coup sûr pour nous faire espérer que bientôt le même moyen sera généralement mis en usage, et avec tout autant de succès, dans les opérations que nécessitent les extractions de corps étrangers peu profondément situés , dans les ouvertures d'abcès, pour le séton, le cautère actuel, etc., etc. ?

Il est encore une affection dans laquelle l'élément douleur joue le principal rôle, et que M. le professeur Bouisson, de Montpellier, depuis déjà un certain temps a constamment traitée avec avantage par l'emploi topique du chloroforme. Je veux parler de *l'orchite*, soit simple soit rhumatismale, soit blennorrhagique. Voici les conclusions que dans son mémoire il tire de ce traitement :

1º Parmi les moyens de traiter les orchites aiguës et douloureuses, le chloroforme employé comme topique est des plus efficaces.

2º Son principal effet est de dissiper la douleur liée à l'existence de l'inflammation.

3º Par la rubéfaction qu'il détermine sur la peau, il diminue le mouvement fluxionnaire, dirigé vers les parties profondes.

4º Il exerce une influence résolutive lorsque son emploi est soutenu.

5º En sommé il abrége la durée de la maladie en même temps qu'il affaiblit l'acuité de ses symptômes.

6º Enfin, c'est un moyen d'une utilité non moins évidente dans le traitement de la névralgie iléo-scrotale.

Une phlegmasie, non moins douloureuse que la précédente, et qui s'en rapproche d'ailleurs à plus d'un titre, a trouvé de son côté dans lés mains de M. le docteur Venot, chirurgien en chef de l'hospice de Saint-Jean de Bordeaux, sa guérison presque instantanée.

Ce chirurgien, sur les indications de M. Télèphe-Desmartis, son interne, qui depuis quelque temps se livrait avec succès à la cautérisation immédiate du *chancre* par le chloroforme, fut amené à faire usage de la même substance en injection dans la *blennorrhagie*. Et voici les résultats de ses assez nombreuses observations :

1° Le chloroforme en injection dans l'urètre peut faire avorter la blennorrhagie.

2° Pour que cette action ait son plein effet, la blennorrhagie doit être à sa période d'invasion.

3° L'action absortive du chloroforme n'entraîne ni primitivement ni consécutivement aucun des accidents auxquels les injections caustiques d'azotate ont souvent donné lieu (*Journal de médecine de Bordeaux*, décembre 1850).

Ce résultat nous permettrait-il d'espérer, dans le traitement de la vaginité à l'état d'invasion, un succès aussi complet ? c'est à l'expérience à prononcer.

# CHAPITRE V.

## ADMINISTRATION DU CHLOROFORME

### A L'INTÉRIEUR.

Après avoir passé en revue les différentes applications qu'on a pu faire jusqu'ici de l'anesthésie, soit générale soit locale, il me reste encore à parler de l'administration du chloroforme à l'intérieur pris comme médicament : attributions plus modestes et qui, sans avoir eu le retentissement des inhalations, n'en ont pas moins, près de beaucoup de médecins, mérité et gagné la sanction du temps et de l'expérience.

Sans agir avec autant de rapidité et d'énergie sur la muqueuse gastro-intestinale que nous l'avons vu faire sur la surface tégumentaire, son action sur le système nerveux qui préside à cet appareil organique n'en est pas moins d'une efficacité réelle et prompte.

Malgré l'injuste prévention, qui depuis l'origine s'est attachée aux applications du chloroforme, surtout, il faut l'avouer, en inhalation, on ne pourra s'empêcher de reconnaître que cet agent précieux a rendu plus de services à la thérapeutique que quelque substance que ce soit.

Si nous jetons un coup d'œil, en effet, sur toutes les différentes formules qui en ont été données jusqu'à ce jour, il semble que partout il ait été vu comme un médicament aussi dangereux que la morphine, que la strychnine, que l'arsenic...... C'est par gouttes qu'on en permet l'emploi, et les plus hardis n'en dépassent pas 1 gramme dans 150 grammes de véhicule. Il est cependant facile de se convaincre combien peu ces craintes sont fondées.

Quoique dans le commencement la même timidité, la même incertitude ait présidé à mes prescriptions, je suis depuis arrivé à le donner à la dose de plusieurs grammes, soit en potion soit en lavement. Il y a peu de jours je fus témoin d'un cas de guérison presque instantanée de colique rhumatismale par l'administration de 4 grammes de chloroforme en suspension dans un jaune d'œuf et incorporé dans un quart de lavement presque froid.

Non-seulement je suis encore aujourd'hui à en voir le moindre accident, mais même dans bien des cas l'effet en a été au-dessus de ce que je m'attendais d'obtenir. Le chloroforme en effet n'est pas un médicament qui séjourne longtemps dans l'économie; elle l'en élimine promptement; de là vient qu'il ne présente pas les dangers de certains autres médicaments qui y séjournent au contraire un certain temps, et à plus forte raison de ceux dont la quantité et les effets s'accumulent.

La relation des deux cas d'empoisonnement par des quantités énormes de chloroforme introduites dans l'estomac, que nous avons donnés en commençant (page 3), présente un double intérêt pratique. Au point de vue physiologique d'abord, ils montrent le chloroforme, introduit dans l'estomac à dose assez élevée, produisant sur l'organisme le même effet qu'administré par la voie athmiatrique.

Au point de vue thérapeutique, l'estomac peut, comme on le voit, supporter impunément des doses assez élevées de cette substance.

On se rend facilement compte en effet, après la connaissance des recherches de M. Snow (1), comment des doses considérables de chloroforme peuvent pénétrer le torrent circulatoire sans occasionner la mort. Car on sait que dès son passage dans le torrent de la circulation l'élimination s'en opère aussitôt, principalement par la surface pulmonaire. Un lavement de chloroforme même, dit-on, donne, dix minutes ou un quart d'heure après son administration, une exhalation par la bouche de vapeurs caractéristiques.

Peut-on, après tous ces faits, reculer désormais devant l'emploi d'un pareil agent thérapeutique? Je croirai ma tâche accomplie, si après avoir passé en revue les différentes applications qui ont été faites jusqu'à ce jour du chloroforme en nature, pris à l'intérieur, mes faibles essais peuvent plus tard en susciter de nouveaux. D'abord son administration se recommande surtout dans les maladies dont le siége ou les symptômes prédominants affectent l'appareil organique gastro-intestinal et sont principalement sous la dépendance du système nerveux, dans les *gastralgies*, dans les *entéralgies* qui comprennent dans leur groupe les différentes *coliques* et celle des *peintres* en particulier, sur le traitement de laquelle les premières observations sont dues à MM. Aran (2) et Blanchet (3).

Les observations que M. le docteur Vernois a recueillies dans son service à l'hôpital Saint-Antoine, en 1849, sur l'emploi du chloroforme administré à l'intérieur dans la diarrhée et les accidents prodromiques du choléra, sont trop connues pour que je m'y arrête ici.

(1) Mémoire lu à la société médicale de *Westminster* (Angleterre) et inséré dans le *Pharmaceutical journal.*
(2) Comptes rendus de la société médicale des hôpitaux de Paris.
(3) Recueil des travaux de la société médicale d'Indre-et-Loire, 1848.

M. le docteur Hewelett avait déjà fait connaître, dans le *Prov. med. and surg. Journal*, trois observations de choléra infantile traité par un liniment térébenthiné et savonneux additionné de huit gouttes de chloroforme par once, et par une potion contenant six gouttes de chloroforme et de teinture d'opium.

La *Lancette anglaise* du 11 août 1849, dans un résumé des différents traitements du choléra mis en pratique dans les hôpitaux de Londres, à l'article *Guy's hospital*, s'exprime ainsi : « De tous les stimulants, c'est le chloroforme à des doses de « 10 gouttes, fréquemment répétées, qui a paru réussir le « mieux.» Je dois dire moi-même aussi qu'à la même époque et sur un assez grand nombre de cholériques, de tous les traitements que j'ai été à même d'expérimenter, la médication par le chloroforme à l'intérieur et à l'extérieur est, de toutes, celle qui m'a donné le plus de résultats satisfaisants. Administré par l'estomac à doses fractionnées et souvent répétées, ce médicament agit tout à la fois comme stimulant général et comme anesthésique, auquel titre il paraît diminuer notablement la violence des crampes. Je l'ai donné ainsi jusqu'à deux et quatre grammes.

Les succès que j'avais obtenus à cette époque de l'emploi du chloroforme à doses fractionnées, pris à l'intérieur, me firent songer à l'obtenir sous forme solide, pouvant ainsi sans danger être mis à la disposition des malades partout où ils peuvent se trouver.

A l'imitation des capsules de Mothes et de Raquin, ma première idée fut d'emprisonner des gouttes de chloroforme dans une enveloppe solide; mais éloigné de toute industrie se rapportant à ce mode de fabrication, je cherchai un autre système. Je fus conduit dès lors naturellement par l'idée des bonbons à liqueurs à la pensée de ce mode de fabrication, et je dirigeai mes tentatives de ce côté.

Plusieurs pharmaciens auxquels, à cette époque, je fis part de mon idée me la firent voir impraticable à cause de la volatilisation de la substance médicamenteuse. Leur objection n'était pas complétement fondée; car le chloroforme présente à coup sûr un degré de volatilisation inférieur à celui des essences, lesquelles entrent dans la composition de certains saccharolés. Je voulus du reste en faire l'essai, et au mois d'avril 1851 je présentais à l'Académie de médecine plusieurs flacons contenant des capsules de sucre renfermant de une à deux gouttes de chloroforme dans leur intérieur. Quand je dis de une à deux gouttes de chloroforme, il serait plus exact de dire de sirop de chloroforme.

Et en effet, ceci ressort du mode de fabrication.

2000 grammes de sucre sont dissous dans
1000 grammes d'eau.

Ce qui donne 34° à l'aréomètre.

Ce sirop est porté pour la cuisson à 106° ou 107° du thermomètre centigrade, et de là passe à 38° de l'aréomètre.

Le mouilloir, dont on se sert à cet usage, présente un bec fin et long pour permettre le coulage exact des gouttes de sirop dans les moules. Un couvercle lui est hermétiquement adapté, aussitôt qu'on a versé la quantité voulue de chloroforme dans la dissolution de sucre arrivée au degré convenable de concentration.

Cette proportion est de 2 grammes de chloroforme par 32 grammes de sirop, et à leur tour les 32 grammes de sirop donnent par la cristallisation ou 30 ou 45 capsules, suivant les deux grosseurs.

Maintenant, sur cette quantité de 2 grammes de chloroforme par 32 grammes de sucre, il faut admettre que la volatilisation en laisse échapper une certaine proportion, ce qui doit diminuer un peu la dose, quoique très-faible cependant, vu la rapidité du mode de procéder. Je dois dire ici que le sirop une fois emprisonné pour ainsi dire au milieu de la cristallisation de sucre est désormais à l'abri de toute volatilisation. Des capsules, que je possède depuis trois années, ne présentent pas moins de pureté et de force que le premier jour.

Tel est le produit avec lequel depuis plusieurs années je poursuis le cours de mes expériences sur le traitement de certaines névralgies et névroses.

D'abord, dans les gastralgies, dans les douleurs et contractions spasmodiques de l'estomac ou du diaphragme, produisant tantôt des vomissements, tantôt un hoquet souvent pénible.

Au nombre de mes observations, j'ai recueilli celle d'une dame qui, dans le cours de sa grossesse, n'obtenait de soulagement à de fréquentes envies de vomir que par l'usage de cette préparation. Il n'est pas même jusqu'à la coqueluche, affection si bizarre et souvent si rebelle à toutes les médications, que je n'aie vue radicalement guérie en peu de jours par l'usage des doses fractionnées de sirop de chloroforme.

Un enfant de cinq à six ans en a absorbé impunément 32 grammes dans les vingt-quatre heures; beaucoup en ont pris chaque jour de 15 à 20 grammes.

Une remarque que je dois faire ici, c'est que j'ai vu les capsules de chloroforme pouvoir être prises à tous les moments du jour, que l'estomac renferme ou non des aliments. Dans tous les cas, je les ai conseillées dès l'apparition des douleurs, longtemps ou même immédiatement après les repas.

Dans la coqueluche, je les ai données dès que la sensation particulière et caractéristique, variable pour chaque malade, mais toujours facilement perceptible, indique l'apparition d'un accès, et presque toujours de cette manière. ou en a arrêté le développement.

La manière d'agir du chloroforme dans une névrose d'un des organes de la respiration, peut s'expliquer de deux manières : soit par la respiration directe du chloroforme qui se volatilise dans l'estomac, soit, comme nous l'avons dit déjà, par le passage de cette substance dans le torrent de la circulation et son élimination par la surface pulmonaire.

Enfin une névrose, sur la nature de laquelle, il est vrai, les physiologistes sont loin d'être fixés, je veux parler du *mal de mer*, a attiré également mon attention par son analogie avec les vomissements spasmodiques.

Au mois de mai 1851, je faisais part à l'Académie de médecine du résultat de mes expériences, et demandais la réalisation et l'examen de nouvelles tentatives.

Quant à la question de priorité dans le mode d'administration du chloroforme en capsules, cette question, je dois le dire ici, a été débattue et jugée en ma faveur, à la société médicale d'émulation de Paris (séance de juin 1852).

La discussion s'y est engagée à propos du dépôt que M. le président Caffe faisait sur le bureau de la société, de la part de M. le docteur Clairtan, de Dijon, de flacons contenant des capsules gélatineuses d'éther et de chloroforme. L'auteur exaltait les bons résultats que lui avaient donnés ces deux médicaments dans diverses affections nerveuses de l'estomac et des intestins, notamment dans les coliques saturnines. L'avantage qu'il trouve, dit-il, à ce mode de préparation est un fractionnement exact, garanti de toute volatilisation. Sous ces différents rapports, ma manière de voir est exactement celle de mon confrère.

M. le docteur Forget, bien que ne connaissant pas exactement la date, à coup sûr bien antérieure, à laquelle j'avais fait mon dépôt à l'Académie, a cependant bien voulu soutenir,

dans cette séance, que M. le docteur Clairtan ne saurait pré-
tendre au titre de priorité.

Quoi qu'il en soit, mon but ici n'est point de débattre un
vain titre à la priorité d'une invention, mais d'attirer l'attention des observateurs sur l'avantage qu'on peut retirer du
chloroforme à l'intérieur à doses fractionnées.

FIN.

# TABLE.

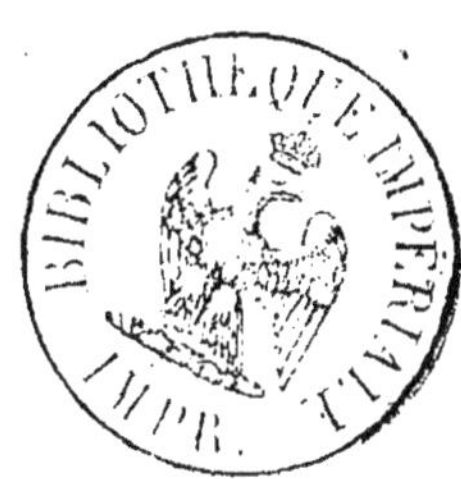



Corbeil, typographie de Crété.